Dʳ H-DEVILLE

le
MÉDECIN
POPULAIRE

Vénus

Nᵒ 13

QU'ON MANGE

CE QU'ON MANGE

XIII

Dʳ HENRY DEVILLE

LE MÉDECIN POPULAIRE

CE QU'ON MANGE

PARIS

L. BOULANGER, ÉDITEUR

90, BOULEVARD MONTPARNASSE, 90

CE QU'ON MANGE

I

CE QU'ON MANGE

On doit *manger pour vivre*, mais on ne sait ni manger, ni ce que l'on mange. Qu'est-ce donc que l'aliment?

Les aliments qui servent à la nourriture de l'homme sont tirés des végétaux et des animaux; mais si l'on réfléchit que la plupart des animaux qui fournissent nos aliments se nourrissent exclusivement de végétaux, on sera porté à considérer le règne végétal comme servant de base à l'alimentation.

On sait d'ailleurs aujourd'hui que le pain, produit du gramen, peut suffire à l'entretieu d'un animal carnassier et contient les principes immédiats de la chair. Haller avait reconnu implicitement ce fait quand il a dit qu'entre le gramen et le lion, il n'y a que le bœuf qui mange l'un et qui est mangé par l'autre. Cette pensée du célèbre physiologiste a été développée d'une manière remarquable par MM. Dumas et Boussingault. Ces chimistes ont posé en principe : 1º que l'albumine, la caséine et la fibrine existent dans les plantes ; que par une sorte de substitution, ces matières passent toutes formées dans le corps des herbivores, d'où elles sont transportées dans celui des carnivores ; 2º que les plantes seules ont le privilège de fabriquer ces trois produits, dont les animaux s'emparent, soit pour les assimiler, soit pour les détruire, selon les besoins de leur existence.

Les corps simples qui entrent dans la composition des aliments sont : l'oxygène, l'hydrogène, le carbone, l'azote, le phosphore, le soufre, le chlore, le calcium, le sodium, le magnésium, le silicium, le fer, le manganèse, etc.

L'aliment le plus simple renferme au moins

les trois premiers de ces éléments; mais des expériences faites sur les animaux ont prouvé que les aliments qui ne renferment que ces trois corps simples ne peuvent entretenir longtemps la vie, et que l'aliment par excellence doit contenir en outre l'azote. Ces quatre éléments doivent être regardés comme la base de toute matière organisée. Le soufre et le phosphore prennent place immédiatement après eux.

L'association des éléments simples en proportions variables donne naissance à des composés organiques qui existent tout formés dans les végétaux et les animaux, et qui ont reçu le nom de principes immédiats.

Certains corps simples, quoique en moindre quantité dans la composition intime de nos aliments, n'en sont pas moins indispensables à la formation de nos humeurs et de nos parties solides. Qui ne prévoit, en effet, l'atteinte profonde et même mortelle que subirait notre économie, si notre sang était dépourvu de fer, et nos os de phosphore?

L'homme, par la conformation de l'articu-

lation de sa mâchoire inférieure, de ses dents, et de celle de son canal alimentaire, tient le milieu entre les herbivores et les carnivores, ce qui donne à penser que la Nature a voulu qu'il vécût de substances végétales et animales, comme on le voit presque partout; d'où la division toute naturelle des aliments en végétaux et animaux. Ce n'est pas toujours impunément d'ailleurs, que l'homme se nourrirait exclusivement de végétaux ou d'animaux; car on a remarqué que l'usage seul des premiers principes diminue les forces du corps et de l'esprit, tandis que celui des seconds fait prédominer l'acide urique, prédispose à la goutte, aux tophus articulaires, à la gravelle, aux calculs vésicaux. Un *régime mixte* est donc ce qui convient le mieux à la nature de l'homme et qui est le plus en harmonie avec la conformation de son appareil digestif.

On peut concevoir que les substances alimentaires azotées, telles que la fibrine, la caséine, l'albumine, administrées seules, et quoique absorbées en quantité par les intestins, sont insuffisantes pour entretenir la vie,

parce qu'elles ne fournissent pas à l'économie assez d'éléments combustibles. Pour
qu'elles nourrissent complètement, il faut
qu'elles soient associées à des substances
alimentaires non azotées essentiellement
combustibles ou respiratoires, telles que l'a-
midon, le sucre, les acides organiques, et
peut être la gélatine.

De même aussi, ces dernières substances
ne pourraient nourrir qu'autant qu'elles se-
raient associées à des aliments azotés.

Le corps ne se soutient dans l'état de santé
qu'au moyen d'aliments destinés à réparer
les pertes journalières qu'il fait par les selles,
les urines, les sueurs, etc.

Ils doivent être pris en quantité suffisante,
autrement il y a inanition. Pris habituelle-
ment en trop grande quantité ils disposent à
la pléthore, source d'une foule de maladies.

La famine constitue un fléau périodique
qui reconnaît pour causes : la guerre, les
perturbations atmosphériques, les commo-
tions politiques et sociales, le défaut de variété dans les cultures, les épizooties et les

maladies parasitaires végétales; les mouvements de population considérables et rapides, établissant un défaut de proportion entre les besoins et les ressources alimentaires, etc.

Elle a pour effet: l'émaciation, la perte de poids, la diminution du chiffre des globules et de l'albumine du sang, la faiblesse musculaire, le ralentissement de la respiration et du pouls, la diminution de la sensibilité, les vomissements, l'épuisement, la langueur, l'indifférence, le désespoir, les vertiges, la titubation, l'obscurcissement de la vue, le délire, la stupeur, le coma, la viciation de toutes les sécrétions du corps, déterminant une fétidité particulière.

La famine agit dans le même sens que l'inanition expérimentale; elle établit la réceptivité morbide et paralyse la réaction, par suite de l'épuisement des forces et de cet état d'irritabilité congestive des tissus qui est le fait de l'autophagisme; les faméliques sont frileux comme tous les chétifs et périclitent de même sous l'influence du froid et des maladies qu'il engendre; affamés, ils sont disposés à une sorte de perversité alimentaire qui les pousse à manger de tout et à abuser de tout ce qu'ils peuvent manger.

Pour terminer cet avant-propos sur l'alimentation voici ce qu'en dit A. Gobin : Les Romains de la décadence ne demandaient aux empereurs leurs maîtres que du pain et des jeux publics; l'homme de la civilisation moderne leur demanderait davantage : du pain, de la viande et du vin, plus, de temps en temps, quelques fêtes et spectacles. C'est que, sous le climat brûlant de l'Italie, on peut, à la condition de développer peu de force musculaire, vivre, à la rigueur, de pain et d'eau, de pastèques et de macaroni; mais que, sous les climats plus froids, et à l'époque où nous vivons, il faut se mieux nourrir pour travailler davantage, le travail étant la loi des sociétés civilisées; et, qu'enfin, le pain, la viande, le vin, plus le café ou le thé, constituent pour l'homme l'alimentation la plus convenable pour produire économiquement le calorique d'abord, la force musculaire ensuite.

Un homme qui travaille dix heures par jour, vigneron ou jardinier, mineur ou forgeron, exhale par jour environ 22 grammes d'azote et 400 grammes de carbone; il lui faut donc par jour aussi, afin de compenser les pertes de la veille ou de fournir à celles du lendemain, trouver dans sa nourriture, l'équivalent de ces déperditions.

Pour cela, s'il ne s'adresse qu'au pain, il lui faudra en consommer 2 kil. 200 grammes qui lui fourniront 660 grammes de carbone (soit 260 grammes d'excédent qu'il faudra brûler inutilement) et ses 22 grammes d'azote ; ou bien il devra se contenter de 1 kilogr. 333 d'azote, quantité insuffisante.

Le pain, en effet, n'est un aliment complet que pour l'homme qui ne travaille ni de sa tête, ni de ses bras.

Si, au contraire, notre homme consomme 1 kilog. 200 grammes de pain et 400 grammes de viande, il aura reçu exactement ses 400 grammes de carbone et 24 grammes d'azote, soit un léger excédent de 2 grammes qu'il mettra en réserve. Quant au vin et à l'alcool, après les avoir longtemps considérés comme de véritables aliments, on est d'accord aujourd'hui pour leur assigner exclusivement le rôle d'excitants chargés de stimuler le fonctionnement de l'organisme en général et de l'appareil digestif en particulier. Le café et le thé semblent, par ailleurs, jouer le double rôle d'aliment et d'excitant.

Si la durée de la vie humaine paraît s'être notablement accrue depuis le commencement de ce siècle chez les peuples civilisés, ce n'est pas seulement aux soins mieux entendus et plus minutieux accordés aux enfants qu'il faut l'attribuer, mais bien aussi à l'alimentation plus réparatrice et meilleure que peuvent se procurer les adultes; c'est la même cause encore qui, selon un grand nombre d'hygiénistes, a fait presque complètement disparaître le crétinisme et le goître. A mesure que par la production et l'épargne une nation devient plus riche, elle accroît d'abord le bien-être de son alimentation, afin de pouvoir produire plus et épargner encore

II

TUBE DIGESTIF

Dans sa plus grande simplicité on peut considérer le tube digestif comme un conduit traversant de part en part une masse de tissu.

Si maintenant nous donnons de nombreuses sinuosités à ce canal, en modifiant de temps à autre son diamètre, si en certains points nous y faisons déboucher des produits glandulaires, nous aurons l'appareil de la digestion dans sa complexité.

Disons immédiatement qu'un corps introduit dans ce tube, ne fait pas pour cela partie de l'organisme; il en est toujours extérieur, à moins qu'il n'arrive à être digéré, c'est-à-dire à traverser, sous une forme liquide, les parois du tube et à être charrié à travers la masse des tissus, pour trouver enfin son lieu d'élection.

On avale un noyau de fruit, un caillou, il traverse sans modification le canal et est rendu au milieu extérieur. On n'a fait que fatiguer l'appareil de la digestion.

Nous venons de parler de noyau, de caillou ; nous pourrions en dire autant de quantités de choses qui, sous prétexte d'aliments sont introduits ainsi, passent et sont restituées.

Bien peu de produits en effet sont utilisés ; mangez et buvez une journée, vous avez introduit environ 5 kilos, après l'expulsion des inutilités pesez-vous, quelques grammes seulement ont été employés et encore.

Si nous reprenons l'étude succincte du tube digestif, nous trouvons d'abord la *bouche* avec les dents, de nombreuses glandes dites salivaires y débouchent ; puis viennent le *pharynx* c'est-à-dire le fond de cet appareil ; l'*œso-*

phage, canal qui traverse la poitrine; l'*estomac*, poche où se réunissent les aliments; près de lui se déverse le produit de 2 glandes le *foie* et le *pancréas*; l'*intestin* tube d'abord grêle puis *gros*; la séparation se fait en un retrécissement dit *valvule iléo-cœcale* ou des *apothicaires*; passé ce point les aliments ingurgités peuvent continuer leur cours mais non plus remonter; ils sont devenus des *excrements*, qui seront rejetés par l'*anus*.

Les produits circulent de la bouche à l'anus et non inversement, à moins de cas pathologique. Un lavement s'arrête à la valvule des apothicaires et ne la dépasse pas.

III

LES ALIMENTS EN GÉNÉRAL

Les aliments sont, avons-nous dit, des substances d'origine minérale ou organique qui, introduites dans l'économie par les voies digestives et simplement absorbées, ou au préalable modifiées par l'élaboration stomacale, servent à compenser les pertes que nous subissons journellement. Quelques-uns de ces aliments (eau, sel) vont directement se placer là ou les besoins organiques les appellent; les autres ne remplissent leur rôle qu'après avoir subi une métamorphose qui les a rendus analogues ou identiques aux tissus organiques qu'ils ont mission d'entretenir (tels sont le pain, la viande, les fruits).

Pour qu'une substance mérite le nom d'aliment, il faut : 1º qu'elle ne soit pas réfractaire
à l'action de l'estomac ; 2º qu'elle contienne
des éléments de réparation séparables de la
gangue inutile qui les enveloppe ; 3º qu'elle
excite, par ses qualités de saveur, d'odeur et
aussi par l'instinct de réparation qu'elle éveille
un degré suffisant d'appétence et de désir.

Les conditions de l'alimentation varient
selon les circonstances dans lesquelles on se
trouve placé. Elle doit être abondante, riche
en graisses et en aliments azotés pour résister au froid ; d'où nourriture spéciale de
l'homme du nord et régime particulier de
l'habitant des climats tempérés pendant l'hiver. Dans les pays chauds, il faut manger
peu, prendre des aliments féculents et sucrés,
riz, sucre, tous aliments faisant peu de chaleur.

Pour qu'un aliment soit complet, il faut
qu'il contienne tous les éléments qui font
partie de nos tissus, et qui sont : 1º Divers
produits minéraux tels que sels alcalins ou
alcalino-terreux, soufre, phosphore, fer. Si

les substances empruntées au règne organique suffisent à elles seules à l'entretien de la vie, c'est qu'elles renferment toujours en elles une certaine proportion de matières minérales. Parmi ces sels minéraux, le plus indispensable à l'alimentation paraît être le chlorure de sodium; la chimie physiologique nous explique ce fait en nous montrant que le chlorure de sodium (sel de cuisine) entre dans la composition de presque toutes les parties de l'organisme, et qu'il semble être spécialement indispensable à la constitution du sérum sanguin et des cartilages; il paraît favoriser le travail intime de la nutrition des tissus; 2° L'aliment principal nous est fourni surtout par le règne animal; ce sont les différentes formes de *l'albumine,* qu'on désigne sous le nom commun de matières protéiques, et plusieurs autres principes analogues réunis sous le nom de caséine, toutes substances azotées. Le règne végétal, dans certains de ses produits, nous offre le même aliment. Tel est le gluten, ou fibrine végétale, qu'on trouve dans un grand nombre de graines et en particulier dans les céréales; telle est l'albumine végétale, qu'on rencontre dans les graines émulsives et dans les sucs végétaux; puis la légumine ou caséine végétale, qui existe abondamment dans les graines des légumineuses; 3° Les principes ternaires non azotés constituant le sucre, l'amidon, la dextrine, la gomme. Ces substances sont surtout empruntées au règne végétal; elles se rencontrent cependant dans les animaux, mais en quantités moindres; on trouve du sucre dans le lait, dans le foie. Ces trois premières classes de substances alimentaires présentent ce caractère commun d'être chimiquement modifiées au contact de l'appareil digestif afin de devenir absorbables; 4° Les graisses, qui n'ont pas besoin d'être digérées dans le sens propre du mot, c'est-à-dire qu'elles ne subissent presque pas de modifications chimiques de la part des sucs digestifs; les graisses sont absorbées en nature après émulsion. Les matières grasses se rencontrent aussi bien dans le règne animal et dans le règne végétal.

Au lieu de classer les aliments d'après leur composition chimique, on peut tenter de les diviser eu égard à leur rôle ultérieur dans l organisme. Liebig avait divisé les aliments en *aliments respiratoires* (graisses, soufre, amidon...), qui par leur combustion produiraient la chaleur animale, et en *aliments plastiques (albuminoïdes),* qui serviraient à la constitution des tissus et à la production du travail musculaire. Cette classification, qui rend encore des services, n'est cependant pas rigoureuse, car la théorie mécanique de la chaleur nous indique que le travail musculaire doit avoir pour origine, non pas la combustion des matières albuminoïdes, qui développe peu de chaleur, mais la combustion des graisses et des hydrocarbures. Des expériences précises ont en effet montré que le muscle brûle uniquement des hydrocarbures et des graisses et non des albuminoïdes, pour donner naissance au travail ou à la chaleur.

Enfin il est une classe de substances qui méritent le nom d'aliments quoiqu'elles ne soient que peu modifiées dans leur trajet à travers l'économie; ces substances paraissent agir par leur présence, en diminuant les combustions, ou plutôt en les rendant plus utiles; en un mot, elles favorisent la transformation de la chaleur en force. Parmi ces substances, il faut placer en première ligne l'alcool, puis les principes actifs du *thé,* du *café,* etc. Ces substances ont reçu le nom d'aliments d'épargne, ou d'aliments nerveux, car ils **semblent** agir en surexcitant les fonctions nerveuses.

Les travaux des chimistes et des physiologistes ont cherché à déterminer la quantité d'aliments et de boisson nécessaire à l'homme bien portant, pendant une période de vingt-quatre heures. Cette quantité doit évidemment être basée sur les pertes éprouvées pendant le même temps; en d'autres termes, la réparation est subordonnée à la déperdition. Il va sans dire que la quantité des évacuations, quantité variable selon les saisons, les climats, suivant les différences individuelles, les différences d'âge et de sexe, de repos ou de mouvement, modifient les résultats.

On ne peut établir, sous ce rapport, que des moyennes générales. Il semble démontré que la ration élémentaire doit contenir *au minimum* 20 grammes d'azote et 300 grammes de carbone.

Une alimentation constituée uniquement par du pain comporterait 2 kilogrammes de cet aliment, quantité nécessaire pour renfermer les 20 grammes d'azote; mais on aurait alors un excédent considérable de charbon. Une ration constituée uniquement de viande en comporterait 3 kilogrammes, pour avoir 30 grammes de charbon; mais la proportion d'azote serait quatre fois trop forte. Au contraire, une ration mixte, dans laquelle se trouvent associés le pain et la viande dans une mesure convenable, suffit à fournir les quantités de carbone et d'azote nécessaires, et l'on n'est plus obligé de consommer un excédent inutile, et vraisemblablement nuisible, de viande ou de pain. En effet :

1000 gr. de pain renferment :

Carbone, 300 gr.; azote, 10 gr.

300 gr. de viande renferment :

Carbone, 30 gr.; azote, 10 gr.

Donc 1 kilogramme de pain et 300 grammes de viande représentent une sorte de ration d'entretien.

IV

LE PAIN, LA VIANDE, LE POISSON, LES ŒUFS, LE LAIT, LE FROMAGE

Les fruits des céréales, qui jouent un si grand rôle dans l'alimentation de l'homme, contiennent, dans des proportions variables, de précieux éléments nutritifs.

Leur composition présente : 1° des substances organiques *azotées*, telle que la glutine, de l'albumine, de la caséine, de la fibrine, substances comparables aux produits de même nom qui existent dans les tissus animaux ; 2° des substances organiques *non azotées*, comme de l'amidon, de la dextrine, de la glycose, de la cellulose ; 3° des matières *grasses*, savoir : de l'huile, de la graisse, de l'huile essentielle odorante ; 4° des substances *minérales :* phosphates de chaux, de magnésie ; sels de potasse, de soude, de silice.

Le froment et le seigle qui servent à faire le *pain,* l'orge, l'avoine, le maïs, le sarrazin, le riz, sont les céréales qui entrent le plus dans l'alimentation. Les principes azotés en font partie dans des proportions très différentes, qui déterminent le pouvoir nutritif, et leur degré de digestibilité dépend beaucoup du mode de préparation culinaire que leur farine a subie. Ainsi, le pain qui est préparé en formant, avec de la farine et de l'eau, une pâte à laquelle on fait subir, à l'aide d'un levain, un certain degré de fermentation, est un aliment beaucoup plus léger, et beaucoup plus facile à digérer, que les diverses sortes de pâtisseries dans lesquelles le même mélange ne subit aucune fermentation.

La digestibilité du pain dépend aussi d'autres conditions : de l'espèce de farine qui a servi à le préparer, et des qualités qu'il a acquises après sa fabrication.

Le pain de seigle est moins nourrissant, et moins facile à digérer que le pain de froment, parce qu'il est plus compacte et moins levé. Il en est ainsi surtout du pain d'orge fabriqué avec de la farine d'orge. C'est avec un mélange de farine de ces dernières céréales et de celle de blé, qu'on fait le pain en usage dans la campagne.

Le pain compacte et peu levé est indigeste ; il en est de même quand il est tendre ; principalement lorsqu'il vient de sortir du four et qu'il est encore chaud. En raison de sa mollesse, on ne lui fait pas subir alors dans la bouche une trituration assez prolongée, et une imprégnation salivaire suffisante pour convertir en dextrine la fécule qui entre dans sa composition. Il en est tout autrement du pain très cuit et du pain rassis, parce que leur consistance même nécessite une mastication et une imprégnation salivaire plus complètes.

Le *vermicelle*, le *macaroni*, la *semoule* dont les pâtes, non levées, sont durcies à l'air et préparées avec de la farine de blé dur, qui contient plus de gluten que celle de blé tendre, sont à la fois nourrissants et digestibles.

Les aliments tirés du règne animal ont pour parties constituantes et fondamentales, des substances organiques azotées ; ce qui les distingue des végétaux.

Ils comprennent les poissons, les reptiles, les mollusques et les crustacés, les oiseaux et les mammifères.

Les *poissons*, les *mollusques* : huîtres, moules, etc., les *crustacés*, tels que écrevisses, homards, etc., et les *reptiles* : grenouilles, tortues, tiennent, sous le rapport de l'alimentation, le milieu entre les végétaux et les viandes.

Les chairs et muscles des poissons contiennent, comme ceux des vertébes, une notable quantité de graisse, moins abondante dans les poissons à chair blanche et légère, que dans ceux à chair dense colorée et rapide.

Elles contiennent aussi une grande quantité de gélatine, qui, avec la graisse, en rend la digestion assez difficile.

Les *reptiles*, tels que les grenouilles, les tortues fournissent un aliment très digestible, ayant quelque analogie de composition avec la chair du poulet ou celle de veau. Ils donnent un bouillon tout à la fois réconfortant et adoucissant.

Les *mollusques* ont en général une chair très nourrissante, mais un peu indigeste ; toutefois l'huître, dont l'albumine fait la base, est un aliment peu nutritif et d'une facile digestive. Quand à la moule, elle peut donner lieu dans certaines circonstances, encore mal déterminées à des phénomènes d'empoisonnement plus ou moins graves.

La chair des *crustacés*, dont la composition se rapproche de celle de la viande, est ferme, très nourrissante, mais peu digestible.

Oiseaux et mammifères. — Les oiseaux et les mammifères fournissent à l'homme les substances animales les plus riches en principes réparateurs.

Oiseaux. — La chair des oiseaux à la même composition que celle des mammifères.

Le degré de coloration de la chair des oiseaux est en raison de la quantité d'une matière azotée, spéciale, parfumée dont elle est
pénétrée. Il indique assez bien ses propriétés plus ou moins stimulantes, plus ou moins
nutritives et digestives. A ce dernier point
de vue, le degré de cohésion des fibres musculaires exerce aussi une notable influence,
et les oiseaux de basse-cour, qui entrent le
plus ordinairement dans l'alimentation, peuvent se ranger ainsi qu'il suit par ordre de
densité de leur chair et de digestibilité : le
poulet, le dindon, le pigeon, le canard et
l'oie.

L'engraissement modifie la chair des volailles et la rend plus tendre et moins légère.

L'*œuf*, que les oiseaux nous fournissent,
est, sous un petit volume, un des aliments
les plus nourrissants et les plus digestibles,
surtout lorsqu'il est cru. C'est un des types
naturels de l'aliment *complet*, c'est-à-dire
qu'il contient tous les éléments qui font partie de nos tissus. Le blanc représente une
solution concentrée d'albumine ; le jaune une
émulsion formée par une dissolution aqueuse

de *vitelline* (substance azotée), tenant en suspension une huile particulière connue sous le nom d'*huile d'œuf*.

L'œuf privé de sa coquille contient pour 100 gr. environ, 15 de matières albuminoïdes; 10.47 de corps gras; 2.8 de lécithine, substance qui entre dans la constitution du cerveau.

Le blanc pèse de	37	à 41	grammes.
Le jaune »	18	à 20	»
La coquille »	7	à 8	»
Total de	61	à 69	grammes.

Mammifères. — Le *bœuf* est, de tous les mammifères, celui dont la chair est la plus nutritive; celle de la *vache* lui est un peu inférieure. Celle du *veau* est d'autant plus tendre, plus blanche, plus dépourvue d'osmazôme et contient d'autant **plus de** gélatine que l'**animal** est plus **jeune.**

Le *mouton* donne un aliment **à la fois** tendre, nutriti, digestible et sain ; **il en est** de même du *chevreau.*

Le *porc* fournit une viande qui, même à l'état frais, est lourde, difficile à digérer, et réclame des assaisonnements, ce qu'il faut attribuer à la dureté et à la densité des fibres qui la composent, et aussi à la graisse qui s'y trouve associée en grande proportion. Salée et fumée, elle est encore plus difficile à digérer.

Le *cheval*, l'*âne* et le *mulet* peuvent concourir à l'alimentation, presque au même titre que le bœuf. Leur chair n'est pas moins salubre que celle de ce dernier. Elle ne doit pas être négligée en France où la ration de viande est au-dessus de ce qu'elle devrait être.

La viande du cheval rôtie est excellente et aussi cuite que le bœuf à la mode. Elle laisse à désirée comme *bouilli*, mais elle fournit un des meilleurs bouillons, peut-être le meilleur que l'on connaisse.

Les animaux très jeunes donnent des viandes d'assez facile digestion, mais ayant peu de puissance nutritive. Cela tient à ce que leur chair musculaire contient plus de gélatine, plus de graisse, moins de matières azotées, moins d'albumine, de fibrine et moins d'alcali enfin, qu'à un âge plus avancé.

Les animaux vieux fournissent des aliments nourrissants, mais d'une difficile digestion, ce dont rend compte la dureté et la densité plus grande de la fibrine, et la moindre proportion d'osmazône. La viande est, en général, plus nourrissante et plus digestible quand les animaux ont atteint leur croissance. Le milieu dans lequel les animaux vivent, la nature de leurs aliments, les exercices auxquels ils se livrent, influent considérablement sur la qualité des viandes qu'ils fournissent. Les animaux de même espèce, suivant qu'ils vivent à l'état sauvage ou à l'état domestique, ont une chair d'une saveur et d'une odeur bien différentes. Ainsi, la chair du sanglier ne ressemble pas à celle du porc qui est de la même famille, et la chair du lapin sauvage diffère de celle du lapin privé. (Dr L.-A. Raimbert.)

Les mammifères qui vivent à l'état sauvage : le lièvre, le chevreuil, le sanglier ; les oiseaux qui font des marais, des cours d'eau, des en-

droits humides, leur séjour habituel : les bé-
casses et les bécassines, les canards sauvages,
les poules d'eau, etc., ont une chair plus noire
ou d'une couleur plus foncée, d'une saveur
et d'un fumet plus pénétrants, contiennent
moins de graisse et moins de gélatine que les
viandes rouges et blanches. Elles sont aussi
moins digestibles et douées, en outre, de propriétés excitantes.

La *couleur* des viandes résume assez bien,
en effet, leur propriété nutritive, leur degré
de cohésion et de digestibilité.

Les viandes *rouges* appartiennent à la
plupart des mammifères vivant à l'état de
domesticité, qui ont atteint leur croissance.

Les viandes *blanches* comprennent celles
des mêmes animaux jeunes, et de presque
tous les oiseaux de basse-cour.

Les viandes *noires* sont celles du plus
grand nombre des animaux sauvages (gibier).

Le *lait* est aussi un type de l'aliment *complet*. Il doit être considéré comme une émulsion composée : 1° de matière grasse très

divisée et suspendue à l'état de globules qui, en s'assemblant à la surface du lait, produisent la crême et par suite le beurre; 2° d'un serum tenant en dissolution une matière animale spéciale, coagulable le serum, du sucre de lait et des sels.

La crême mêlée au lait caillé, forme un aliment très nutritif.

Le beurre participe aux propriétés des graisses, mais son arôme le rend plus digestible.

Les fromages qui sont composés de caséum et de crême en proportions diverses sont, selon leur préparation, doux, rafraîchissants et nourrissants comme les fromages récents; plus nourrisants quand ils sont salés ; stimulants quand ils sont fermentés et alcalescents (fromages de Brie, des Marolles, etc.)

Nous donnons ci-dessous le résultat de quelques analyses, indiquant les quantités d'azote et de carbone contenues dans cent parties de différentes substances alimentaires.

Viandes.

	Azote	Carbone
Viande de bœuf sans os.	3,0	11,0
Bœuf rôti.	3,5	17,7
Foie de veau	3,0	15,6
Foie gras d'oie.	2,1	65,5

Poissons de mer.

	Azote	Carbone
Raie	3,8	12,2
Morue salée.	5,0	16,0
Sardines (à l'huile, en boîte).	6,0	20,0
Maquereau	3,7	19,2
Merlan	2,4	9,0

Poissons d'eau douce.

	Azote	Carbone
Brochet	3,2	11,5
Barbillon.	1,6	5,5
Anguilles	2,0	30,0

Divers produits animaux

	Azote	Carbone
Nids d'hirondelles.	8,8	28.0
Œufs de poule (blanc et jaune).	1,9	13,5
Lait de vache	0,66	8,0

Mollusques crustacés.

Escargots cuits (substance charnue) . . . . , .	2,5	9,2
Huîtres (chair)	2,1	7,1
Homard (chair crue).	2,9	10,9

Fromages.

Fromage de Brie	2,9	35,0
Fromage de Gruyère.	5.0	38,0
Fromage de Roquefort.	4,2	44,4

Graines de légumineuses.

Fèves.	4,5	42,0
Haricots	3,9	43,0
Lentilles.	3,8	43,0

Céréales, farine, pain, tubercules.

Blé dur du Midi.	3,0	41,0
Farine blanche de Paris. . . .	1,6	38,5
Riz.	1,8	41,0
Pain blanc de Paris.	1,08	29,5
Pommes de terre.	0,33	11,0

Aliments gras.

Lard.	1,18	71,1
Beurre ordinaire..	0,64	83,9
Huile d'olives.	traces	98,0

V

LES ALBUMINOÏDES

On donne le nom de *matières albuminoï-des* à des substances azotées que leur composition et leurs propriétés rapprochent de l'albumine contenue dans le blanc d'œuf et dans le sang. Les principales matières albuminoïdes sont : *l'albumine*, la *fibrine* et la *caséine*.

Les matières albuminoïdes que l'on rencontre dans les organes des animaux paraissent avoir été empruntées par ces derniers aux végétaux dont ils se nourrissent. On sait, par exemple, que la farine se compose d'albumine, d'amidon, de gluten, etc. L'*albumine* de la farine est identique avec celle du blanc d'œuf et du sérum du sang. Le gluten cède à l'alcool bouillant de la *caséine* et laisse, comme résidu, de la *fibrine* identique à celle du sang.

Les graines, les racines, les herbes, qui servent d'aliments aux animaux contiennent des matières analogues.

Les matières albuminoïdes sont amorphes ; elles se présentent sous deux états : 1º à l'état soluble, dans les sucs végétaux, dans le sang, le lait et divers autres liquides animaux ; 2º à l'état insoluble, l'orsqu'elles ont été coagulées par les acides, par la chaleur, etc.

On les a souvent regardées comme dérivant d'un même principe inconnu que l'on appelait *protéine*, et on les désignait sous le nom *substances protéiques*.

Albumine. — L'albumine est la matière transparente et inodore qui constitue le blanc d'œuf. Dans un œuf on a 60 0/0 de blanc et 40 0/0 de jaune. Le blanc contient 13 0/0 d'albumine et 86 0/0 d'eau.

L'albumine existe également dans le sérum du sang, dans la lymphe, le chyle et tous les liquides séreux.

Elle est abondante dans les graines des céréales et des légumineuses.

La caséine. — La caséine est une partie nutritive essentielle du lait.

	Vache	Chèvre	Brebis	Anesse	Jument	Lama	Femme
Caséine	3.00	3.50	4.00	0.60	0.78	3 00	0.34
Eau.....	87.60	87.60	81.60	89.63	91.37	85.60	87 38

Pour 100.

Pour extraire la caséine du lait, on écrème le lait, après un repos de vingt-quatre heures, et on y ajoute ensuite de l'acide sulfurique étendu.

La caséine précipitée est ensuite purifiée.

La caséine soluble ne se coagule pas par l'ébullition, ce qui la distingue de l'albumine.

La caséine des légumineuses (*légumine*) présente les mêmes réactions.

La fibrine. — La fibrine est un corps solide, blanc, inodore et insipide; molle et
élastique à l'état humide, elle devient dure et
cassante quand elle a été desséchée.

La fibrine existe dans le sérum du sang,
dans la chair musculaire et dans le gluten
des céréales.

Pour obtenir la fibrine, on bat avec un petit balai le sang encore chaud; la fibrine s'at-
tache aux branches sous forme de filaments
blanchâtres.

Toutes les matières albuminoïdes soumises
dans l'organisme à l'action du suc gastrique
et des autres ferments solubles de l'économie se transforment en *parapeptone* ou *syntonine*, matière ressemblant à de la gelée, insoluble dans l'eau, soluble dans l'eau acidu-
lée ou alcaline, ne se coagulant pas par la
chaleur; une action plus prolongée trans-
forme la syntonine en *albuminoses* ou *peptones* solubles, susceptible de traverser les
membranes animales et par suite de s'assi-
ler. Elle nourrit les organes.

VI

LE BOUILLON

Le bouillon tient une large place dans les produits alimentaires. Dans le Nord on le confectionne avec la viande de bœuf, dans le Midi avec celle de mouton. Le porc, le poulet, le mou de veau, la tortue, la grenouille, la vipère elle-même produisent d'excellent bouillon.

Son arome développé et sa forme liquide facilitent l'ingestion d'aliments dépourvus de saveur tels que le riz, les pâtes diverses, les fécules de toutes sortes, le pain Sa préparation est d'un bon secours en thérapeutique en ce qu'elle permet de donner aux malades la partie la moins digestible de la viande, c'est-à-dire les aliments les plus nutritifs et les plus réparateurs.

Mais il est évident que, pour réunir toutes ces qualités, le bouillon doit être soigneuse-ment préparé. Il faut épuiser la viande de toutes les parties solubes qu'elle contient et, pour y arriver, le meilleur prodédé est de la hacher, de la traiter par l'eau froide, puis par l'eau chaude, de réunir ces deux liqueurs et de les porter à l'ébullition. C'est du moins le procédé indiqué par Liebig. On peut voir par là que l'art de faire du bon bouillon est celui de faire du mauvais bouilli. Dans les familles où l'on vise à l'économie, le bouillon ne peut être que médiocre quoique cependant bien supérieur à celui des restaurants où l'eau ajoutée en grande quantité lui donne cette platitude bien connue qui contraste grossièrement avec la coloration empruntée au caramel. ,

Des hommes compétents se sont occupés de cette question qui intéresse à un si haut degré l'administration des hôpitaux et de l'assistance publique. Nous ne citerons que le bouillon économique de Prédagnel. Voici, d'après ce praticien, la formule et le prix de ce bouillon :

Viande hachée très menue.. 0ᵏ 500 prix 0,50
Eau.......................... 5ˡⁱᵗ
Légumes 0,10
Charbon..................... 0 20

On fait bouillir pendant cinq heures et on obtient 4 litres de bouillon au prix de 28 centimes le titre. Si en opérant comme il vient d'être dit, on ajoute, après deux heures, 0 kilogr. 500 de viande non hachée, le bouillon devient délicieux et on a 0 kilogr. 500 de bouilli qui ne laisse rien à désirer.

Quant aux **os, ils** sont absolument inutiles à l'amélioration du bouillon. **Les** bouchers seuls ont intérêt à entretenir chez le public l'opinion contraire, pour des motifs faciles à concevoir.

Le beef-tea ou thé de bœuf, est très usité en Angleterre, il est composé d'eau et de viande en parties égales. De tous les autres bouillons nous ne dirons rien, sinon que celui de cheval est excellent. Pour ce qui concerne

les tablettes de bouillon, elles sont simplement composées de gélatine inerte, plus ou
moins adroitement aromatisées et ne sont
nullement nutritives.

Je sais bien, il est vrai, que les propriétés
nutritives du bouillon ne sont pas les seules
causes de sa faveur auprès de nous. Les
peptogènes qu'il renferme, c'est-à-dire les
substances qui raniment la digestion, en font
le plus sain comme le plus puissant des apéritifs.

De nombreuses expériences faites sur des
animaux auxquels on avait pratiqué une fistule gastrique, ainsi que sur les estomacs
pris et infusés immédiatement après l'aba-
tage d'autres animaux convenablement pré-
parés, ont prouvé à l'évidence un ensemble
de faits du plus haut intérêt:

1º Que la force digestive de l'estomac peut
s'épuiser complètement et qu'il faut alors un
temps assez long (six heures et plus) pour
que l'estomac regagne par lui-même sa ca-
pacité de digérer;

2º Qu'on peut, par contre, lui faire reprendre *immédiatement* son travail, si l'on introduit dans l'estomac (ou par la bouche ou par la fistule gastrique) ou *per anum,* ou directement dans le sang, certaines substances en solution aqueuse, telle que le bouillon.

Brillat-Savarin a dit que l'eau de Seltz, prise à jeun, était le plus efficace des apéritifs; nous pouvons mettre au même rang le bouillon, avec cette différence toutefois que le premier énerve l'estomac, et par suite peut entraver la digestion, alors que le second la facilite.

VII

L'ALCOOL, LE THÉ, LE CAFÉ, LA FÈVE TONKA
ET LA COCA

Auprès des aliments proprement dits, il existe un groupe singulier de substances non alimentaires, mais utiles à l'alimentation, paraissant agir, dans l'économie organique, par leur présence en favorisant les combustions.

Il faut placer en première ligne l'*alcool*. Pour beaucoup de physiologistes, l'alcool serait brûlé dans l'économie et servirait ainsi directement à la production de la chaleur; mais, d'après d'autres savants, l'alcool ingéré traverserait seulement l'économie et se retrouverait en tous cas tel quel dans le sang et dans les tissus, et surtout dans le tissu nerveux, où il semblerait se localiser pour quelque temps. En un mot, il ne serait pas brûlé, il n'agirait que par sa présence, comme aliment d'épargne, en ménageant les combustions, c'est-à-dire en les rendant plus utiles. On comprend ainsi que les boissons alcooliques soient jusqu'à un certain point indispensable à l'homme qui doit produire un travail considérable avec une nourriture insuffisante, et l'abus venant fatalement après l'usage modéré, la physiologie nous montre que ce n'est pas tant contre cet abus même qu'il faudrait réagir aujourd'hui, mais contre les conditions qui font de l'usage de l'alcool une nécessité impérieuse et fatale pour l'ouvrier. —

Après l'alcool viennent les principes actifs du *thé*, du *café* et des boissons semblables : la théine, le caféine, la théobromine, la coumarine (*fève tonka*) le principe de la *coca* du Pérou. Cette dernière substance paraît agir surtout sur l'activité du système musculaire, tandis que les précédentes portent plus spécialement leur action sur le système nerveux.

Mâchées par les courriers, les voyageurs, les ouvriers, les feuilles de l'*Erythroxylum coca* permettent de rester un ou deux jours sans prendre d'aliments solides ou liquides ; elles calment la faim et la soif, soutiennent les forces. Aussi les Péruviens avaient-ils divinisé cet arbre dont les Incas employèrent plus tard les feuilles comme monnaie. Cependant, d'après certains auteurs, sous cette prétendue épargne, il n'y aurait qu'une anesthésie de l'estomac et de l'œsophage. D'après d'autres expériences, sous l'influence de la coca ; l'urée serait secrétée en plus grande quantité ; la température s'élève et le pouls devient plus rapide. Cet agent serait donc un agent excitateur de la nutrition ; l'homme serait autophage et dans l'état d'inanition sans en avoir conscience. Mais comme la faim est un sentiment général de toute l'économie, il n'est guère possible de soutenir cette opinion, en présence des résultats bien constatés d'économie nutritive produits par la coca comme par l'alcool.

On ne saurait invoquer, pour l'expliquer, l'action de ces dernières substances, la pré-

4

sence de l'azote dans leur composition, et les regarder comme des aliments azotés. La caféine, la théine, etc., contiennent bien de l'azote, mais leur composition est à peu près celle de différents produits excrémentitiels, de déchets de l'organisme ; la théine, la caféine, etc., doivent donc traverser l'organisme et se retrouver dans les excreta, et c'est ce qu'a en effet, confirmé l'expérience. Il semble plutôt que ces substances agissent en surexcitant les fonctions nerveuses, l'énergie nerveuse, d'où le nom *d'aliments nerveux* qui leur a été aussi donné.

VIII

La nourriture de chaque jour doit être proportionnée aux pertes de l'économie.

Elle doit être plus abondante et plus réparatrice pour le sujet qui se livrent à un travail manuel et pendant la saison froide; moindre et plus végétale, pour ceux qui sont sédentaires, et pendant les chaleurs.

Elle doit satisfaire la faim, sans être poussée jusqu'à la satiété complète.

L'excès dans l'alimentation est d'autant plus pernicieux qu'il est plus considérable et plus fréquent.

La sobriété est une condition de santé et de longévité. La gourmandise et l'intempérance sont les plus grands fléaux de l'humanité, elles entraînent à tous les désordres, détruisent la santé et abrègent l'existence.

L'homme doit associer, dans son alimentation, environ trois parties de substances végétales et une partie de substances animales.

Le règne animal convient aux habitants des pays froids, aux individus dont la profession exige un grand déploiement de force musculaire, à ceux qui sont nerveux ou lymphatiques.

Il est contraire aux sujets d'un tempérament sanguin ou bilieux; il engendre la pléthore, la goutte et la gravelle.

Le régime végétal est le régime préféré des habitants des pays chauds qui, en même temps, exercent peu leur système musculaire.

Il convient aux sujets sédentaires, à ceux qui sont d'un tempérament sanguin ou bilieux; il est contraire aux individus lymphatiques ou nerveux; il détermine l'anémie, la gastralgie, la dyspepsie flatulente,

Le régime mixte est le plus convenable dans les climats tempérés et, suivant que la saison est froide ou chaude, que la profession est manuelle ou sédentaire, on doit faire prédominer les aliments de nature animale ou ceux de nature végétale.

Ce régime trop abondant, accompagné d'un défaut d'exercice, peut aussi occasionner la goutte et la gravelle.

La variété dans les substances alimentaires est nécessaire à l'entretien de la santé.

Le régime mixte convient à l'adulte. Les aliments les plus digestibles de ce régime conviennent aux femmes et aux vieillards.

Chacun doit, dans le choix de ses aliments, respecter la disposition qui lui est propre, ses préférences et ses antipathies.

IX

DES REPAS

Avant le repas, il n'est pas bon de se livrer à un repos prolongé, ou à des occupations sédentaires ; ni de faire un exercice poussé jusqu'à la fatigue ; ni enfin de subir une forte agitation d'esprit : l'appétit peut en être empêché et la digestion rendue pénible.

Un exercice modéré est le meilleur moyen de stimuler l'appétit. Quant aux excitants (absinthe, vermouth, chartreuse, etc.) pris dans ce but, ils ont souvent pour effet ou de l'émousser ou de l'exagérer, et, dans ce dernier cas, de porter à donner à l'estomac une quantité d'aliments surabondante qui dépasse sa puissance digestive. Ils doivent donc, dit le Dr Raimbert, a qui nous empruntons ces lignes, être proscrits.

Les heures des repas ne doivent être ni trop rapprochées, ni trop éloignées. Dans le premier cas, un travail trop répété fatigue l'estomac, et les digestions ne s'achèvent point; dans le second, la faim ne peut être apaisée que par l'ingestion d'une quantité d'aliments trop considérable; il en résulte une digestion laborieuse accompagnée d'assoupissement et de tendance à la congestion cérébrale, etc.

Le temps nécessaire pour la digestion varie de deux à cinq heures. C'est après ce dernier terme que l'appétit renaît. Dans notre état social, l'intervalle le plus convenable à observer est de six heures, ce qui porte à trois le nombre des repas journaliers. Cette distribution convient aux sujets qui sont dans la vigueur de l'âge. Ceux qui se livrent à des travaux pénibles portent, quelquefois, le nombre des repas à quatre par jour.

Les personnes sédentaires, les vieillards qui digèrent plus lentement, se contentent de deux repas. Les individus faibles, délicats, les enfants, mangent moins et plus souvent. Il n'est donc pas de précepte absolu, ni exact de dire le vieux dicton :

Semel comedere angelorum
Bis eodem die hominum ;
Frequentius brutorum.

« Les anges mangent une fois, les hommes deux fois dans le même jour; les bêtes plus fréquemment. »

Mais on doit s'abstenir de manger entre les repas réglés.

Pendant le repas il faut respirer un air pur, renouvelé, et dont la température ne soit pas trop élevée; il faut rejeter les vêtements qui gênent la respiration et le développement de l'abdomen. On doit aussi éviter les contentions d'esprit, les discussions animées, irritantes, les sensations tristes. Une conversation douce, agréable, conduite avec un esprit gai et libre de toute passion, pré-

pare une bonne digestion. C'est ce qu'a exprimé Mme de Sévigné, dans ce style familier
et plein d'abandon, qui fait le charme de ses
lettres, en disant :

« Les morceaux caquetés se digèrent le
mieux. »

Une mastication et une insalivation complète sont nécessaires pour bien digérer. Il
est donc important de ne pas manger trop
vite; de ne pas avaler les aliments avant
qu'ils aient été bien triturés par les dents;
d'entretenir celles-ci en bon état par les soins
que je vous ai indiqués, et de les remplacer
quand elles viennent à manquer en trop
grand nombre.

C'est une mauvaise pratique de ne point
intercaler la boisson aux aliments, ou encore
d'absorber, en une seule fois, à la fin du repas, une grande quantité de boisson; la digestion peut s'en trouver entravée. Après le
repas, il est de précepte hygiénique de garder le repos.

Post cœnam stabis

« après le repas abstiens-toi de marcher »,
dit l'école de Salerne.

Aut passus mille meabis

« ou fais mille pas », ajoute-t-elle.

Il est certain, en effet, que pour beaucoup
de personnes un exercice très modéré, ou
une promenade faite à pas lents, facilite la
digestion. Il en est de même d'une conversation tranquille d'une franche gaieté et
d'une lecture à haute voix.

Nos pères accordaient, avec raison, à la
gaieté une heureuse influence sur la santé,
comme le prouve le refrain suivant :

> Des biens de cette vie
> Celui que l'on envie
> C'est la santé ;
> Mais tous les jours j'observe
> Que ce qui la conserve
> C'est la gaieté.

Et ils mettaient ce précepte en pratique en
chantant à la fin des grands repas.

Mais ce qu'il importe d'éviter, c'est de se livrer à des travaux pénibles, à des courses précipitées, à des discussions passionnées, à de vives sensations, comme la peur, la colère, etc.; enfin, de s'exposer à un refroidissement intense. Toutes ces causes ont pour effet de troubler, dans leurs sécrétions et dans leurs contractions les organes qui concourent à la digestion.

Le besoin de dormir après le repas indique le plus souvent une digestion laborieuse : il est bon alors de le satisfaire; mais le sommeil pris immédiatement après le repas ne convient qu'aux enfants très jeunes, aux personnes affaiblies ou d'un âge très avancé; dans toute autre circonstance, il faut attendre pour s'y livrer que deux heures au moins se soient écoulées, ou bien ne faire qu'un léger repas avant de se mettre au lit.

Ut sis nocte levis, sit tibi cœna brevis.

(Ec. de Salerne.)

« Pour que ton sommeil soit léger ne fais qu'un court repas. »

X

PRÉCEPTES HYGIÉNIQUES DES REPAS

Avant le repas, s'abstenir d'un repos prolongé, de travaux poussés jusqu'à la fatigue, et d'agitation d'esprit ; faire un exercice modéré.

S'abstenir, dans le but de stimuler l'appétit, de boissons alcoliques excitantes.

Le nombre des repas, de chaque jour, doit être de 3 à 4 pour les adultes et les adolescents, plus nombreux pour les enfants très jeunes, et de deux seulement pour les vieillards.

Pendant les repas, respirer un air frais et

pur; porter des vêtements qui ne gênent pas le développement de l'abdomen; manger lentement, et mâcher avec soin les aliments.

Éviter les contentions d'esprit, les discussions irritantes, les passions tristes, et se livrer à une conversation douce et agréable.

Intercaler la boisson aux aliments, et ne pas la prendre en une seule fois à la fin du repas.

Après le repas, garder le repos ou se livrer à une promenade à pas lents, converser tranquillement et gaiement ou lire à haute voix; éviter les travaux pénibles, les courses précipitées, les sensations vives, irritantes ou déprimantes.

XI

LA NUTRITION. — RATION D'ENTRETIEN

On a donné de la vie bien des définitions, les unes humoristiques, d'autres macabres, d'autres enfin d'un caractère plus vrai, plus scientifique, je veux dire physiologique.

C'est sous ce dernier point de vue que nous devons la considérer ici: aussi disons-nous avec M. Cruveilhier: « La vie n'est qu'un mouvement rapide et continuel de renouvellement et d'élimination »; et avec Bichat : « La vie est l'ensemble des fonctions qui résistent à la mort ».

Quand pourrons-nous dire qu'il y a vie ? C'est lorsqu'il y a échange de matière avec le milieu ambiant; ainsi nous vivons parce que nous nous échangeons continuellement nous-mêmes, nous nous usons et nous nous reconstituons; nous exhalons de la matière, aussi nous faut-il reprendre à l'extérieur d'autres matériaux en mangeant, en respirant : ce sont là les phénomènes types de la vie.

La vie n'est qu'un mouvement, un échange de la matière, disons-nous; mais la vie disparaît, et alors que devient la matière? La vie passe, mais la matière reste; elle est *indestructible*, elle change de forme, elle se combine avec toutes choses, existe toujours et ne peut se détruire, on la retrouve partout.

Lucrèce déjà, dans l'antiquité, a dépeint en vers admirables le mouvement perpétuel de la matière traversant tout le corps et ne s'arrêtant nulle part, comme un vaste courant qui, sans altérer leurs formes originelles pénètre, renouvelle et entretient tous les êtres.

Cuvier a développé cette grande et simple idée :

« Dans les corps vivants, écrit-il, aucune molécule ne reste en place; toutes entrent et sortent successivement; la vie est un tourbillon continuel. La matière actuelle du corps vivant n'y sera bientôt plus, et cependant elle est dépositaire de la force qui contraindra la matière future à marcher dans la même voie qu'elle. »

On peut donner un exemple bien frappant de ce renouvellement successif et intégral de la matière dans les êtres organisés : Flourens, célèbre naturaliste, a su prendre la nature sur le fait et rendre cet exemple sensible aux yeux,

Ce physiologiste a nourri des animaux avec de la garance qui teint les os en rouge. En suspendant et en reprenant cette nourriture, il a produit dans les os de ces animaux des couches concentriques alternativement rouges et blanches, témoignages exacts et irrécusables du renouvellement régulier de la matière qui les compose.

Tout être, pour conserver son état vivant, doit donc s'approprier des matières étrangères susceptibles de pénétrer dans son économie pour y être organisées en partie et qui, après un temps peu long, seront rendues au monde extérieur. Cet ensemble de faits constitue la *nutrition* qui, avec la *relation* mettant l'être en rapport avec le milieu ambiant, la *reproduction* qui lui permet de conserver l'espèce, forment les trois grandes fonctions physiologiques des règnes animal et végétal, liées entre elles par des relations étroites et concourant toutes à la vitalité de l'être.

La *nutrition* nous montre bien cet échange de matières de l'organisme ; cette fonction, en effet, suit pas à pas l'élément extérieur, qu'il soit solide, liquide ou gazeux ; elle constate sa pénétration au travers du corps, ses modifications, sa transformation en matières organisées et son expulsion au dehors ; en un mot, elle se rend compte de la suite des phénomènes produits.

Nous n'avons pas à entrer ici dans les détails anatomiques et physiologiques de la nutrition ; nous nous proposons seulement, après avoir constaté le besoin constant de substances alimentaires venant revivifier les organes, de signaler quelques faits qui semblent au premier abord s'écarter de cette loi absolue.

Quels sont d'abord les éléments susceptibles de s'organiser? Les principaux sont : le carbone, l'azote, l'hydrogène, le phosphore et différents métalloïdes ou métaux formant des sels.

Quel est maintenant le bilan organique, c'est-à-dire la quantité d'aliments nécessaires à l'homme?

D'après les expériences de Lecanu, Payen, Dumas, les pertes moyennes faites par le corps humain en 24 heures, par les voies urinaire, pulmonaire, cutanée et digestive, se répartissent ainsi :

Par les voies urinaires	15 gr. azote	
Dans les produits expulsés par les voies pulmonaires cutanées digestives.	5 gr. —	20 gr.
Exhalation par la respiration	250 gr. carbone	310 gr.
Par les déjections liquides et solides . .	60 gr. —	

Eau expulsée par les reins, la peau, les poumons, environ 2,000 grammes.

Il faut donc pour entretenir la vie et la force d'un homme adonné aux travaux du corps, pour que son état ne s'amoindrisse pas, lui restituer une quantité de carbone et d'azote au moins égale à ces pertes. Cette *ration normale*, cette *ration d'entretien* a été calculée approximativsment et peut être représentée par

SUBSTANCES AZOTÉES		CARBONE	
1,000 gr. pain . = 70 gr. »	. . . . . .	300 gr.	»
2,86 gr. viande = 60 — 26	. . . . .	31 gr.	46
1,286 gr. . . = 130 gr. 26 = 130 gr. az.	331 gr.	46

L'alimentation du soldat français représente cette ration d'entretien; elle était encore, il y a quelques années, réglée ainsi :

Pain de munition . . . 750 gr.	} 1.066 gr.	
Pain blanc pour soupe. 316 gr.		
Viande.	285 gr.	
Légumes	200 gr.	

A ce chiffre il faut ajouter cependant la distribution du vin et du café.

Ces données de la ration d'entretien, on le comprend, sont variables suivant la plus ou moins grande quantité de travail de l'individu. Maleschott a calculé ce que devait contenir les aliments qu'un ouvrier robuste devait absorber chaque jour :

Substances albuminoïdes	130 gr.
Graisse	84 »
Corps transformables en graisse.	404 »
Sels minéraux	30 »
Eau	2.800 »
Total	3.448 gr.

Les aliments doivent pour passer dans l'organisme, subir tout un travail qui constitue les phénomènes de la digestion; ce travail est plus ou moins long suivant la sorte de nourriture.

Pour étudier cet acte physiologique on eut l'idée de se rendre compte des phénomènes sur le chien au moyen de fistules gastriques, opération facile et sans grand inconvénient pour l'animal, ce qui permit de faire des expériences du plus haut intérêt scientifique; mais les études les plus complètes furent faites vers 1833 par William Beaumont, médecin américain, à qui le hasard fit soigner un jeune chasseur canadien du nom d'Alexis Saint-Martin, dont l'estomac avait été perforé par un coup de feu.

La blessure guérit, mais l'estomac resta ouvert au dehors par un orifice qui permit au médecin d'étudier les phénomènes qui se passaient dans son intérieur. Le sujet continua à bien se porter, malgré une grande intempérance et vivait encore en 1850.

Pendant près d'une année, Beaumont eut l'avantage d'observer dans ce curieux malade toutes les phases de la digestion. Il vit que, suivant la composition des aliments, leur séjour dans la cavité gastrique variait beaucoup; il nota avec soin leur passage, et voici quelques chiffres intéressants.

Riz. . . . . 1 heure
Soupe au gruau . . . . 1 » 30 m.
Tapioca . . . . 1 » 45 »
Truite et saumon. . . . . 1 » 30 »
Lait bouilli, œufs crus . . . . . 2 » » »
Lait non bouilli, œufs frits . . . 2 » 15 »
Volailles bouillies. . . . . 2 » 30 »
Œufs mollets, bœuf grillé . . . . 3 » » »
Pain, bœuf rôti, fromage . . . . 3 » 30 »
Volailles rôties, graisse de mouton. 4 » 30 »
Graisse de bœuf. . . . . 5 » 30 »

Les légumes passent plus rapidement que tout autre aliment.

Les boissons ont un passage rapide.

Ces chiffres sont variables suivant l'état de santé du sujet, ils donnent cependant une bonne idée de la digestion de ces aliments.

Nous avons déjà dit que, pour que l'organisme reste en état de fonctionner, il fallait un certain équilibre, entre l'ingesta et l'excreta, en d'autres mots, entre l'apport des matières qui sont introduites dans la machine vivante et le rejet des résidus; si la ration d'entretien est moindre, la faim et la soif se font sentir, sensations mal définies et inexpliquées, ayant pour siège, l'estomac pour la faim et le gosier pour la soif.

La privation complète d'aliments, observée dans les pays de famine ou accidentellement chez nous, amène un amaigrissement rapide, par l'absorption de la graisse, d'abord, et ensuite par la diminution des muscles, l'individu se nourrit aux dépens de lui-même; il digère sa propre substance pendant quelques jours, mais bientôt la fièvre, le délire, une grande excitation nerveuse surviennent, le froid enfin et la mort arrive fatalement après un temps plus ou moins long ; l'homme ou l'animal a perdu alors les deux cinquièmes de son poids. Si le sujet est fort et gras, il résistera plus longtemps, le muscle et la graisse, aliment de réserve, étant plus déve_loppés. Le dénouement sera aussi plus ou moins rapide, selon la plus ou moins grande activité du corps : on peut arriver ainsi à subir un temps souvent assez long de privations, en restant dans une relative immobilité physique et morale, en s'économisant pour ainsi dire, ou en ingérant certaines subtances à l'état liquide qui, anesthésiant les organes, diminuent leurs fonctions, comme le docteur Tanner, l'Italien Succi nous en ont donné des exemples ; là encore, il y a économie de soi-même.

L'eau contenant toujours des particules alimentaires en suspension, aide aussi à supporter la faim, tel a été le moyen de certains jeûneurs ; on a vu des ouvriers enfermés accidentellement dans une mine, résister longtemps, des semaines à la mort, ne se soutenant que grâce à ce breuvage.

On peut citer encore les fakirs ou yoghis de l'Inde, étranges ascètes, qui subissent des mois la privation de nourriture et même presque le manque d'air respirable en se faisant enterrer vivants, suspendant ainsi entièrement la vie sans la détruire.

Les habitants du Chili, du Pérou, de l'ancienne Colombie peuvent supporter une longue abstinence, en suçant, pour apaiser leur faim, la feuille non alibile du coca.

Voici quelques chiffres intéressants, qui donneront une idée du temps pendant lequel les animaux peuvent résister à la faim.

Les herbivores résistent en général moins que les carnassiers.

Crotal	26 mois.
Crocodile	4 —
Vipère, couleuvre	2 à 3 mois.
Chameau	Très longtemps.
Porc	6 à 7 semaines.
Chien	3 à 4 —
Chat	15 à 20 jours.

Cheval . . . .   12 jours, 30 avec de l'eau.
Lapin. . . . .   12 à 17 jours.
Taupe . . . .   3 à 4 —
Souris   3   —
Lion . . . .   2 à 3 —
Rat   2   —

Si ces animaux ont de l'eau à leur disposition ils peuvent résister plus longtemps.

Dans le groupe des oiseaux, les chiffres sont aussi très variables; on cite :

Aigle . . . .   25 jours.
Vautour . . . . . . ,   15   —
Effraie. . . . .   10 jours, 20 avec de l'eau.
Dindon, canard, oie, 5 à 6 jours; jusqu'à 44 avec de l'eau.

Les petits oiseaux, rossignol, fauvette, serin, 24 heures.

Pour la soif on ne peut donner de chiffres. Il y a des personnes qui ne boivent pas, mais alors mangent des aliments humides, tels que légumes, fruits, etc. Parmi les animaux, les herbivores supportent plus facilement la soif que les carnassiers. Les moutons, chèvres, lapins, lièvres, cobayes, boivent peu;

les chiens, chats, lions, loups, boivent souvent. Les oiseaux granivores boivent plus
que les carnassiers. Le chameau reste quatre
à cinq jours sans boire. Les reptiles boivent
peu. On cite un chat qui resta dix-neuf mois
sans boire et un duc dix-huit mois.

Tels sont les résultats que l'on a pu cons-
tater; on comprendra que tous ces chiffres
n'ont rien d'absolu, des expériences régu-
lières n'ayant point été tentées pour s'édifier
sur ce sujet.

Nous n'avons pas ici à parler des *animaux
hibernants* : ours, marmottes, etc., quoiqu'ils
nous donnent un bon exemples d'usure orga_
nique : on sait qu'ils s'endorment au commencement de la saison froide pour ne se
réveiller qu'au retour des beaux jours; pendant ce temps, ils restent assoupis sans
prendre aucune nourriture, se digérant eux-
mêmes; et, en effet, ils se sont endormis
gras et forts et se réveillent maigres et
faibles.

XII

L'ABSTINENCE

L'abstinence ou la privation d'aliments, prolongée pendant un certain temps, amène la mort par inanition.

Nous allons étudier les effets de l'abstinence, dont les influences sont assez variables dans l'espèce animale.

Les animaux à sang froid ou variable résistent beaucoup plus que ceux à sang chaud; ils n'éprouvent pas avec autant d'énergie le désir de se ravitailler en raison des dépenses minimes de l'organisme : les poissons restent longtemps dans l'eau sans manger, l'expérience est journalière dans nos aquariums; les reptiles, le crotale, dans nos ménageries; restent des mois sans rien prendre; le crocodile, au dire d'Hérodote et d'Aristote passe quatre mois dans l'abstinence; les batraciens, les grenouilles vivent une année sans absorber d'aliments.

Le régime de l'animal influe sur sa résistance au manque de nourriture : les carnivores résistent mieux; il est vrai que, ne trouvant pas toujours facilement pour leurs besoins, ils mangent, quand leur tombe un bon morceau, au-delà de leur faim, et accumulent dans leur estomac. Les herbivores trouvent plus facilement un peu d'herbes, des fruits, et n'en prennent que ce qu'il leur faut, mais l'acte doit se reproduire souvent, autrement des lésions apparaissent rapidement dans le tube digestif et les ulcérations alors produites rendent la rumination impossible.

L'*âge* : un animal adulte supporte mieux l'abstinence que les jeunes et les vieux; un jeune chat reste 12 jours sans aliments, un chat adulte 30 à 36 jours.

L'*état* : un animal gras, rempli d'embonpoint, renferme de la graisse, des muscles, du glycogène, qui lui serviront de nourriture à lui-même, par un phénomène d'autophagie, aussi résistera-t-il mieux que le maigre.

Le *travail exécuté par l'animal* : la contraction musculaire use les albuminoïdes, les graisses de l'individu, aussi faut-il une récupération rapide; l'exercice est donc une mauvaise condition pour le jeûne; le repos, au contraire facilite l'abstinence. Les vrais jeûneurs s'immobilisent complètement; s'ils agissent autrement, il y a simulation.

'L'abstinence est *complète* ou *incomplète ;* complète quand les matériaux liquides ou solides font défaut, incomplète si l'élémeut solide seul manque; dans ce dernier cas, la durée de la vie est notablement prolongée.

Le *chien* vit 17 jours dans le jeûne complet; si on lui donne 100 grammes d'eau par 24 heures, il résistera 40 jours.

Le *cheval* 12 à 27 jours dans le jeûne complet; 30 jours avec de l'eau.

Chez les carnassiers, avec de l'eau :

```
Un chien vit. . . . . . . .  30 à 40 jours
Un chat. . . . . . . . . .   30 à 36 —
```

Une taupe résiste difficilement à l'abstinence, elle ne vit qu'un jour.

Chez les oiseaux carnassiers :

```
Aigle . . . . . . . . . . . . .  35 jours.
Vautour. . . . . . . . . . . .   14 —
Effraie. . . . . . . . . . . .   10 —
```

Les herbivores avec de l'eau :

```
Cheval. . . . . . . . . .  18 à 30 jours.
Lapin . . . . . . . . . .  12 à 17 —
Souris . . . . . . . . . .      3 —
Rat . . . . . . . . . . .       2 —
```

Les oiseaux herbivores :

```
Dindon. . . . . . . . . . . .  14 jours.
Fauvette . . . . . . . . . . . 24 heures.
```

Les omnivores :

L'homme, après 2 à 3 jours de jeûne, se trouve dans un pénible état ; on cite cependant des mineurs enfermés dans des galeries de mine ayant résisté 3 semaines au manque de nourriture, mais cela dans une immobilité complète.

Le porc, avec de l'eau, résiste de 40 à 50 jours; le fait a été constaté plusieurs fois dans des étables suisses : des avalanches ayant forcé les habitants à abandonner précipitamment leur ferme pendant la mauvaise saison et y retournant une fois l'hiver passé.

Dans la privation absolue, on doit considérer deux phases : on vit d'abord sur sa propre matière, graisse, albuminoïde, glycogène, etc... les fonctions sont alors peu troublées, elles sont même conservées; plus tard l'animal ne trouve plus la vie dans son organisme, aussi les fonctions sont profondément modifiées.

Dans la *première phase,* l'animal, avons-nous dit, vit sur son organisme; il est carnassier, quel que soit son ordre; l'herbivore digère sa viande; il y a autophagie, tous les animaux sont carnivores.

Les urines des carnassiers sont claires et acides, l'acide urique domine; celle des herbivores sont troubles, jumenteuses, alcalines, l'acide hippurique y est en quantité.

Dans l'inanition, les urines de tous les animaux, quel que soit le régime précédent, sont claires et chargées d'acide urique. Pendant cette autophagie l'être perd de son poids.

Dans la *deuxième période,* les fonctions vitales se trouvent modifiées, l'état de prostration est tel que l'animal ne peut plus prendre d'aliment, la nutrition même ne pourrait le sauver; les yeux sont enfoncés et ternes, la respiration courte, pénible, l'affaiblissement musculaire est extrême, la circulation est ralentie, le pouls est petit et grave; la température, de 37 à 38° descend de 24 à 25°, la perte est donc de 12° à 14°; il n'y a plus dans l'organisme de quoi faire de la chaleur.

Les sécrétions sont diminuées, l'urine existe encore, toujours avec de l'urée; si l'animal est en parturition, la lactation est perdue, les mamelles sont vides et ratatinées. De graves lésions existent dans le tube digestif, les parois de l'estomac sont accolées, les intestins se désagrègent ; il y a cependant toujours des excréments, même quand rien n'est ingéré ; les fèces sont des raclures d'intestin et de la bile.

Le cheval, avons-nous dit, meurt après trente jours d'abstinence ; s'il pesait 405 kilogr., il perd 80 kilogr., 1/152 de son poids, environ 2,666 grammes par jour.

Un jeune taureau perd 1/55 de son poids.
Une chienne   — 1/79   —
Un chat   — 1/97   —
Un canard   — 1/28   —

Comment se distribue cette perte sur les organes ? Voici quelques chiffres intéressants donnés par Chossat et Voit ; ils ne concordent pas très bien ensemble, les grandes lignes y sont cependant.

	Diminution pour 100.	
	CHOSSAT	VOIT
Graisse	93	97
Sang	75	72
Rate	71	66
Pancréas	64	50
Cœur	44	32
Muscles	42	30
Reins	31	13
Os	16	13
Centres nerveux	1,9	9

Dans l'abstinence les animaux conservent jusqu'au dernier moment de connaissance.

Sa propre graisse que l'animal absorbe par autophagie est toujours en quantité notable dans le corps, elle se trouve localisée principalement dans le pannicule graisseux sous-cutané; dans le grand épiploon toujours surchargé (les lames du mésentère gorgées de graisse donnent l'embonpoint du ventre); autour des reins. Il y a aussi d'autres points où la graisse a une fonction spéciale, servant comme surface de glissement : dans le coussinet de l'œil, dans les fosses temporales, dans le ligament rotulien, dans la scissure des sillons du cœur. De jaune blanc qu'elle était à l'état de santé, la graisse devient rouge dans l'abstinence. Quant au sang, il a toujours la même composition, eau et globules sanguins, mais les proportions sont diminuées.

XIII

LA FAIM

La faim est une sensation qui nous sollicite,
nous presse à prendre des aliments.

La *faim* oblige donc les animaux à cher-
cher leur nourriture; cette nourriture trouvée,
la *satiété* règle la mesure de l'ingestion. Cette
sensation présente deux degrés : l'*appétit*,
sensation plutôt *agréable*, et la *faim*, toujours *pénible*, douloureuse même, qui se tra-
duit par des tiraillements, des torsions de
l'estomac, des constrictions du pharynx ; si
elle n'est pas rapidement satisfaite, elle devient une véritable torture qui vous tour-
mente sans cesse jusqu'à ce que survienne

un état d'abattement profond, la *prostration*, suivie bientôt d'un *délire famélique* faisant perdre toute idée, sauf celle de manger, qu'on veut satisfaire quand même. Tous les actes tendent à ce but et vont alors jusqu'au cannibalisme, etc.

La faim se fait moins sentir chez les animaux à sang froid qu'à sang chaud : les reptiles, les grenouilles restent des mois sans prendre de nourriture.

La faim est moindre chez les carnivores que chez les herbivores ; cela peut se concevoir, car chez les carnivores l'aliment est très nutritif, aussi séjourne-t-il dans l'estomac, où il est là comme en réserve. Chez l'herbivore au contraire l'aliment nourrit peu, il passe rapidement dans l'organisme, ne laissant que peu de chose ; aussi certains herbivores mangent-ils tout le temps.

Les oiseaux granivores, poulet, canard, etc., nos oiseaux apprivoisés ont la sensation de la faim très dévoloppée ; ils ne peuvent rester quelques heures sans manger.

Différentes influences de milieu peuvent donner la sensation de la faim.

L'*habitude* : La répétition des actes, prendre de la nourriture chaque jour en temps déterminé, la régularisation des repas, par exemple, fait que les animaux ont faim à heure fixe ; ce temps passé, la sensation cesse.

Les *saisons* : On mange plus l'hiver que l'été ; pendant la mauvaise saison il y a plus de déperdition de chaleur.

L'*activité des fonctions organiques* : La faim est plus grande dans l'état normal que dans l'hibernation.

La *nature de l'aliment* : Un carnassier, un chien, par exemple, à qui on donne du blé, se laissera mourir de faim, pourtant le blé peut très bien le nourrir ; de même un herbivore, un bœuf, à qui on donne de la viande, meurt sans manger de cet aliment qui le ferait vivre.

La sensation de la faim est-elle localisée, est-elle générale ?

Au début, on ressent dans la région épigastrique de l'estomac des tiraillements, des torsions, des pincements ; **aussi** avait-on localisé là le point de départ **de** la sensation. On pensait que la vacuité **de** l'estomac donnait la faim, aussi cherchait-on à tromper le désir en ingérant des matières quelconques, même inertes, du sable, **de** la terre : le calme ne dure alors que quelques **instants.**

On peut cependant suspendre la **faim** sans ingestion solide en quantité notable ; les narcotiques, les stupéfiants, le tabac, l'alcool, l'opium atténuent la sensation. En fumant un cigare le matin en guise de déjeuner on trompe la faim, c'est même un moyen employé pour maigrir. L'alcool ôte l'appétit, aussi un homme adonné aux petits verres mange peu, c'est là un des grands maux de l'alcool. Si l'alcoolique mangeait, ce **défaut** serait bien moins terrible dans ces conséquences. L'opium, le laudanum endorment la faim.

La vacuité de l'estomac n'est pas la raison supérieure de la sensation. Certains **animaux** meurent de faim, et pourtant ils ont l'estomac rempli de nourriture. Le lapin meurt ainsi ; les ruminants, le bœuf, la chèvre de même, la panse est pourtant assez garnie.

Si l'estomac était cause de la faim, alors les nerfs sensitifs qui conduisent la sensation aux centres nerveux auraient une influence, pourtant, en coupant le *pneumogastrique*, la faim n'est pas abolie (P. BERT). Les expériences ont été faites sur le chien, sur le cheval. Ce dernier animal, après l'opération, a encore davantage faim, il ne peut se rassasier, il a perdu le sentiment de la satiété.

On s'est demandé alors si la sensation gustative ne jouait pas un rôle à cause de la constriction du pharynx : on coupe le nerf lingual, le nerf glossopharyngieu, la faim existe toujours ; elle n'est donc localisée ni dans la bouche ni dans l'estomac. C'est une sensation générale, un besoin dont le point de départ est dans tout l'organisme ; quand les éléments anatomiques manquent d'aliments, il en résulte une impression spéciale qui se généralise, il y a appel de matériaux.

On a cherché la localisation de la sensation dans les centres nerveux supérieurs ; on
a pensé la trouver non dans l'encéphale, mais
dans le bulbe ; les monstres anencéphales
(qui n'ont pas de cerveau) vivent cependant
quelques heures et ont faim, ils cherchent à
téter ; la sensation serait alors dans la moelle
allongée.

La sensation est bien générale, car à un
chien qui a faim, si on lui injecte un aliment
dans les veines, des peptones, le sang le
dissémine rapidement partout et la sensation
pénible cesse. Par un lavement nutritif on
fait disparaître la faim. Dans les opérations
gastrotomiques, dans les cas de fistule stomacale, si on porte l'aliment directement
dans l'intestin, la faim cesse.

La sensation de la faim présente certaines
aberrations qu'on doit signaler :

La *boulimie* (faim-valle, fringale), ou l'exagération de la sensation de la faim ; on la
constate généralement dans deux états patho-
logiques : chez les *diabétiques*, qui mangent
et boivent sans se rassasier, et aussi dans le

cas de *paralysie générale*, au début de cette terrible affection. La même exagération se présente dans certains états nerveux : on cite une malade de la Salpêtrière qui mangeait 9 à 10 livres de pain sans assouvir sa faim.

L'*absence d'appétit* (anorexie) se constate chez les mélancoliques, chez certaines histériques, etc. ; au début de presque toutes les maladies.

Il existe des aberrations véritables : la *Pica*, la *Malasia ;* alors aucune distinction n'est faite, toute chose quelconque est ingérée. On voit le chien manger des matières fécales, du verre, etc. Ce même animal, dans l'hydrophobie, mange n'importe quoi.

Dans certains états particuliers, par exemple dans la grossesse, il se produit des aberrations, des troubles dans les sensations de la faim, ce sont là ce que l'on appelle vulgairement des envies de grossesse, mais nous n'avons point à nous en occuper ici. En parlant prochainement de la soif, nous compléterons les données de cet article.

XIV

LA DIGESTION

La digestion se compose de plusieurs actes successifs, qui sont :

La préhension des aliments;
La mastication;
L'insalivation;
La déglutition;
La chymification ou digestion stomacale;
La digestion intestinale;
L'absorption;
L'expulsion des feces ou défécation.

Préhension des aliments. — On nomme

ainsi l'acte par lequel les aliments sont introduits dans la bouche. Tandis que la plupart des animaux vont à la recherche des aliments avec leur bouche, c'est-à-dire avec leur tête ordinairement penchée vers le sol, l'homme porte l'aliment à sa bouche avec l'aide de ses mains. Que l'on se figure une douzaine de personnes, hommes et femmes, autour d'une table, et, la tête courbée prenant leur nourriture avec leur bouche, on aura tout de suite une idée de la différence qui vient d'être signalée.

Rien de plus simple que la préhension d'une cuillerée de potage. On plonge la cuiller dans l'assiette, la tête se courbe légèrement pour abréger la distance, et la cuiller est introduite dans la bouche. L'acte n'offre pas toujours ce degré extrême de simplicité. S'agit-il de mordre à un fruit mou? Les dents s'écartent, puis se rapprochent, et les incisives le divisent sans effort. Ce mécanisme est déjà moins simple que le précédent. Mais voici une substance très résistante, dont on veut détacher un morceau.

Les incisives ne sont plus assez fortes, et

sont trop éloignées de la puissance qui meut la mâchoire ; ce sera l'affaire des canines et surtout des molaires. Le corps à diviser est serré entre ces dents ; en même temps, la tête se renverse en arrière, et la main tire sur la portion extérieure de la substance. Ce mode de préhension est le plus compliqué, c'est celui des animaux carnassiers ; seulement ces derniers se servent, pour dévorer leur proie, des trois ordres de dents à la fois, et sont privés du secours de la main agissant en sens contraire de la tête. Au lieu de cela ils ne font que maintenir leur proie avec leurs pattes de devant. Un autre mode de préhension qui leur est familier consiste à prendre le morceau entier contre leurs mâchoires, et à le secouer rudement jusqu'à ce qu'il s'en détache un lambeau.

Mastication et insalivation. — Ces deux actes se confondent par rapport au moment dans lequel ils s'exercent.

Mastication. — Lorsque l'aliment est peu consistant la langue se contracte sur lui, et, le pressant contre le palais, l'écrase facilement. S'il offre plus de résistance, elle le pousse immédiatement entre les arcades dentaires qui le divisent, et elle en pousse de même les fragments jusqu'à trituration complète. Tant que la mastication s'effectue, le voile du palais, abaissé, tient la bouche fermée en arrière.

La mastication est un acte très important. Chez les vieillards la digestion est souvent difficile parce que les aliments n'ont pas été suffisamment mâchés. A la fin du repas, la langue parcourt les différents recoins de la cavité buccale, et y recueille les parcelles qui avaient pu échapper.

Insalivation. — L'aliment se mêle dans la bouche à la mucosité buccale et à la salive.

On conçoit que cette pénétration de la substance alimentaire par des liquides doit faciliter sa trituration. Réciproquement, la présence de l'aliment dans la bouche, et les mouvements qu'il occasionne provoquent un plus grand afflux de ces liquides.

Une certaine quantité d'air, mêlé à la sa-

live avec laquelle il est en quelque sorte bat-
tu, pendant la mastication, est avalé à chaque
déglutition..

On s'est demandé s'il n'y avait pas une
sorte de *tact buccal* faisant connaître que
l'aliment est prêt à être dégluti. Il faut rejeter cette idée, le mouvement de la bouche
agit de lui-même pour pousser au dedans.

Les enfants qui s'introduisent des objets
quelconques dans la bouche ont la plus
grande chance de les avaler.

Déglutition. — C'est l'acte par lequel une
substance quelconque passe de la bouche
dans l'estomac, en traversant l'œsophage ;
cet acte est très complexe.

Le trajet s'effectue par suite de *l*'impulsion
que le bol a reçu du pharynx, et en vertu de
l'action propre des fibres musculaires de
l'œsophage. Les longitudinales élèvent la
portion du canal à laquelle le bol alimentaire va parvenir, et les circulaires le pres-
sent directement et le poussent en bas. Telle
est la déglutition, favorisée par les mucosi-

tés que le bol alimentaire rencontre partout sur sa route.

Il arrive quelquefois que l'*on avale de tra-vers*, c'est-à-dire qu'il tombe une parcelle d'aliment sur la glotte ou dans cette ouver-verture. Cela a lieu lorsque l'on rit tout à coup ou que l'on parle pendant la déglutition; l'épiglotte est alors soulevée par l'air qui sort du larynx, et la glotte se trouve décou-verte. C'est à peu près dans les mêmes cir-constances, ou quand on éternue en avalant, que les aliments passent dans les fosses na-sales.

La chymification est la conversion, dans l'estomac, de la masse alimentaire en chyme.

Nous allons étudier successivement, à ce sujet, l'accumulation des aliments dans l'es-tomac, les changements qu'ils y subissent, les effets locaux et généraux qu'ils détermi-nent, l'influence nerveuse qui préside à la chymification, enfin, le passage du chyme dans l'intestin.

Le viscère perd sa forme aplatie sur ses

deux faces, et s'arrondit; son grand cul-de-sac s'enfonce dans l'hypocondre gauche; sa grande courbure descend vers l'ombilic, particulièrement à gauche, et se porte un peu en avant; sa face antérieure se dirige en haut, et la postérieure en bas. En même temps, la muqueuse se déplisse, et les deux feuillets du péritoine s'écartent en proportion de la distension de l'organe.

Il fallait que les aliments ne pussent ni refluer dans l'œsophage, ni passer immédiatement dans le *duodenum*, c'est-à-dire la première partie de l'intestin.

Leur reflux dans l'œsophage est empêché par un mouvement alternatif de ce canal lui-même qui tour à tour se dilate et se contracte. La contraction est d'autant plus intense et plus prolongée que l'estomac est plus rempli. M. Magendie a étudié ce mouvement sur des chiens vivants.

Leur passage immédiat dans le duodenum est empêché par le pylore. Les fibres de cette ouverture, suivant M. Magendie, la maintiennent, même quand l'estomac est vide : « si exactement fermée, que si de l'air est poussé par l'œsophage, il faut que l'estomac soit distendu, et que l'effort soit considérable, pour parvenir à surmonter la résistance du pylore. » Voilà donc les aliments retenus dans l'estomac; qu'y deviennent-ils?

Au bout d'un certain temps, ils se changent en une substance homogène, pultacée, grisâtre, d'une odeur et d'une saveur aigre rougissant fortement le papier de tournesol, et conservant quelques-unes de leurs propriétés. C'est le chyme, qui diffère de couleur, de consistance et de nature, selon les substances ingérées.

La transformation chymeuse se fait, en général, de la circonférence au centre.

Le volume des morceaux avalés, conséquemment le degré de mastication, influent sur la durée de la chymification; les morceaux les plus gros, quelle que soit leur nature, restent les derniers dans l'estomac. La durée de la digestion gastrique est variable;

7

en outre, selon les conditions organiques individuelles.

Quoi qu'il en soit, il est rare que la chymification ne soit pas effectuée au bout de quatre ou cinq heures. « C'est particulièrement, dit M. Magendie, dans la portion pylorique que se forme le chyme. » Mais, si c'est surtout dans cette région qu'on le rencontre, n'est-ce point parce nécessairement il y est poussé, pour passer dans le duodenum, à mesure qu'il est formé?

Les physiologistes invoquent, pour expliquer la formation du chyme : 1° les mouvements communiqués, à l'estomac, par les parois abdominales et le diaphragme; 2° les mouvements propres à l'estomac, par lesquels la masse alimentaire est comme pétrie dans la cavité de cet organe, et qui constituaient la péristole des anciens; 3° la température de l'estomac, qui est de 50 à 52° (R.); 4° le suc gastrique. En outre, les aliments sont mêlés dans l'estomac à la salive et aux mucosités descendues de la bouche, du pharynx et de l'œsophage.

La température des aliments dans l'estomac, et, plus encore, leur ballottement par
l'effet surtout des mouvements propres à ce
viscère, concourent puissamment à la chymification. Mais, de l'avis commun, c'est le
suc gastrique qui est l'agent principal de la
digestion stomacale.

Ce furent Réaumur et Spallanzani qui dé-
couvrirent et démontrèrent ce liquide, en faisant voir que des aliments renfermés dans
des boules métalliques creuses et percées de
petits trous, étaient digérés comme s'ils
avaient été libres dans la cavité de l'organe.

Spallanzani alla plus loin, et tenta des digestions artificielles. Après avoir mâché des
aliments, il les mêla, dans un tube, à du suc
gastrique, et les exposa à une température
égale à celle de l'estomac. Il avança que ces
digestions avaient réussi. Réaumur et de
Montégu arrivèrent à des résultats opposés ;
ce qui, comme l'a fait observer M. Magendie,
ne prouve rien contre les usages attribués au
suc gastrique, attendu que les conditions au
milieu desquelles se trouvent les aliments,

diffèrent essentiellement dans un tube inerte et dans l'estomac.

Le suc gastrique est un liquide légèrement visqueux contenant beaucoup d'eau, du mucus, des sels à base de soude et d'ammoniaque, et de l'acide lactique, qui a la plus grande analogie avec l'acide acétique. Ce dernier étant un dissolvant très actif des tissus animaux, on peut conclure de cette analogie que c'est surtout par son acide lactique qu'agit le suc gastrique.

On s'est procuré de ce suc, en faisant avaler à des animaux des éponges, que l'on retirait après quelques instants. On l'obtient aussi en faisant avaler à un animal des aliments secs ou même des cailloux : on lie l'œsophage, pour empêcher l'introduction dans l'estomac, de la salive et des mucosités de la partie supérieure du tube digestif. L'animal étant sacrifié après une ou deux heures, on trouve la substance avalée plongée au milieu d'un liquide.

Les effets locaux sont dûs à la compression des organes voisins par l'estomac dilaté;

Ainsi la masse intestinale et le diaphragme sont repoussés; d'où résultent, d'une part, souvent le besoin de rendre les urines, ou même d'aller à la garde-robe, et de l'autre, une gêne plus ou moins marquée de la respiration, ce qui fait que l'on chante moins bien après le repas qu'à jeun. La gêne de la respiration est surtout remarquable chez les personnes qui souffrent de la poitrine.

Les effets généraux résultent de la sympathie étroite qui unit l'estomac au cœur et au cerveau. Un frisson de tout le corps suit ordinairement l'ingestion des aliments, et annonce qu'il se fait un afflux de sang, de la périphérie vers le centre, c'est-à-dire vers l'estomac. Ce frisson est bientôt remplacé par une douce chaleur; l'estomac est entré en fonction, et a réagi sur le cœur qui chasse plus vivement le sang artériel. C'est alors que le cerveau s'excite à son tour, et que son excitation se manifeste par les propos rapides qui se croisent à la fin du repas. Muet au commencement du dîner, le convive devient en ce moment communicatif et bruyant. C'est l'heure où chancellent toutes

les vertus, y compris, dit-on la vertu parle-
mentaire.

Tout se fait en dînant dans le siècle où nous sommes,
Et c'est par des dîners qu'on gouverne les hommes.

CASIMIR DELAVIGNE.

Cela se comprend d'autant mieux que les
moyens de séduction ont acquis eux-mêmes
toute leur puissance. Ainsi la langue, plus
obéissante et plus souple, donne à la pensée
une forme plus vive et un attrait plus pressant ; les joues sont plus colorées, les lèvres
plus roses, les dents plus brillantes, les yeux
plus éclatants et plus foncés dans leur couleur naturelle. Les yeux gris sont devenus
presque bleus, et les yeux bleus, par l'extrême dilatation de la pupille, autant que par
l'afflux sanguin, ont acquis un caractère
étrange de beauté sombre et profonde.

*Digestion intestinale, chylification et absor-
ption.* — La chylification est la séparation
du chyme en *chyle* (absorbable) et en *fæces*
(excréments). — Étudions d'abord l'accumulation du chyme dans l'intestin grêle ; nous

examinerons ensuite les changements qu'il y éprouve, l'absorption et le cours du chyle, et, en dernier lieu, le passage des matières dans le gros intestin.

La masse chymeuse s'accumule d'abord dans la première portion du duodénum, et s'étend ensuite de proche en proche jusqu'au gros intestin, toujours moins abondante vers la fin de l'intestin grêle que près de l'estomac. Les causes de la progression du chyme dans l'intestin grêle sont la continuité avec laquelle il sort de l'estomac, et la contraction de l'intestin; contraction qui s'opère, tantôt dans un sens, tantôt dans l'autre, de sorte que le chyme ne suit pas une marche constamment descendante, et se trouve ballotté. Les valvules conniventes, bien plus épaisses et plus saillantes dans l'état de santé, que nous ne les voyons après la mort par maladie, s'enfoncent dans la pâte chymeuse, l'arrêtent dans sa marche, et la pétrissent. Tout est combiné pour que l'aliment chymifié reste le plus longtemps possible dans l'intestin grêle, qui, dans ce seul but, a une longueur si considérable, et pour que les vaisseaux chylifères aient le temps d'absorber le plus de chyle possible.

Autrefois, le mouvement par lequel les aliments sont poussés en bas dans l'intestin était appelé *mouvement péristaltique*, et le mouvement opposé *mouvement anti-péristaltique*.

Dès que le chyme s'est mêlé à la bile et au suc pancréatique, il prend de nouvelles qualités. Sa couleur devient jaunâtre, sa saveur amère, et son odeur aigre diminue beaucoup. Ensuite on voit la masse chymeuse se revêtir d'une couche grisâtre, plus ou moins épaisse, qui adhère à la membrane muqueuse, et qui paraît contenir les éléments du chyle, si elle n'est le chyle lui-même. Lorsque les substances ingérées contiennent de la graisse ou de l'huile, il se forme à la surface du chyme des filaments irréguliers, qui constituent ce que M. Magendie a appelé du chyle brut.

Ces phénomènes s'observent dans les deux tiers supérieurs de l'intestin grêle. Dans le tiers inférieur, la masse chymeuse s'épaissit, et devient plus jaune ; on n'y voit plus que de rares stries chyleuses. Au voisinage du cœcum, ce n'est plus du chyme, c'est un résidu que l'on a sous les yeux.

A quelles causes sont dues les changements éprouvés par le chyme dans l'intestin grêle ?

Le chyme trouve dans l'intestin grêle plusieurs des circonstances que l'aliment avait trouvées dans l'estomac. Ainsi, chaleur de 30 à 32 degrés réaumur, mouvements communiqués par le draphragme et les parois abdominales, mouvements propres à l'intestin. En outre, la masse chymeuse est pénétrée par trois liquides, qui sont : la bile, le suc pancréatique et le suc intestinal. Comment ces liquides agissent-ils ? Est-il même bien certain qu'il y ait un suc intestinale analogue au suc gastrique ? Ici, malgré les travaux récents, il y a encore doute.

Relativement à la bile, il semble prouvé qu'elle sert à l'émulsion des graisses et qu'elle se partage en deux portions ; l'une récrémentitielle, qui se mêle au chyle, l'autre, excrémentitielle, qui reste mêlée aux excréments. Quant au suc pancréatique, on le regarde comme ayant certaine analogie à la salive.

Les matières alimentaires ne peuvent être absorbées telles qu'elles sont ingérées ; il faut qu'elles subissent une série de transformations, sous l'influence des sucs digestifs ; c'est ainsi qu'il est admis que :

1° *La salive et le suc pancréatique agissent sur les matières amylacées ou sucrées*, c'est-à-dire l'amidon, les végétaux, etc.

2° *Le suc gastrique sur les matières azotées* : albumine, fibrine, chair des animaux, etc.

3° *La bile et le suc pancréatique sur les matières grasses* : huile, beurre, graisses des animaux, etc.

Si l'on examine, dit M. Magendie, la membrane muqueuse de l'intestin au moment de l'absorption du chyle, on reconnaît que chaque villosité est blanche et gonflée par ce liquide : on dirait une éponge fine imprégnée de lait. Par quel mécanisme le chyle passet-il dans les orifices qui existent sur les vil-losités intestinales ? Y a-t-il une force aspiratrice, une sorte de succion de la part de ces imperceptibles bouches absorbantes ? Il faut bien que cela soit, attendu que le chyle n'a pas un mouvement propre par lequel il puisse passer dans les vaisseaux. A la vérité, le chyme étant ballotté et pressé dans l'intestin, on peut concevoir que le chyle soit, pour ainsi dire, exprimé dans les chylifères. Mais on répugne à une telle explication. L'absorption chyleuse se continue plusieurs heures encore après la mort. Elle se continue parce que les absorbants agissent sous l'influence du système nerveux organique, qui est le dernier à mourir.

Le chyle, dans ses vaisseaux, se présente sous l'aspect de lait : aussi ces derniers avaient-ils été appelés *vaisseaux lactés*. Abandonné à lui-même, ce liquide se partage en trois substances : celle de la surface, qui est un corps gras ; le caillot, qui est formé de fibrine et d'un peu de matière colorante rouge ; le sérum, qui est analogue à celui du sang. La proportion de ces substances varie selon les aliments ingérés. Le chyle du sucre contient très peu de fibrine ; celui de la viande en contient beaucoup. Lorsqu'on tue un animal, après douze, vingt-quatre ou trente-six heures d'abstinence, on trouve dans les vaisseaux chylifères un fluide analogue au chyle, qui provient de la salive et du mucus digestif. Il y a toujours plus ou moins de ce fluide dans le chyle.

Le chyle parcourt les vaisseaux chylifères, traverse les glandes mésentériques, le canal thoracique, et se jette dans la veine sous-clavière gauche. Cette progression a lieu par l'effet d'une action spéciale des canaux que le liquide traverse, et par la compression que les muscles abdominaux exercent sur le paquet intestinal, spécialement dans la respiration. Lorsqu'on a ouvert le canal thoracique, sur un animal, pour se procurer du chyle, on voit le liquide sortir plus vite toutes les fois que l'on comprime le ventre avec la main. Sur un chien qui a bien mangé, il coule environ six onces de chyle par heure dans la veine sous-clavière. On comprend très bien comment le chyle arrivant en petite quantité, à chaque instant, dans le système veineux, le mélange de ce liquide s'opère très facilement avec le sang. On remarquera que cela est ainsi depuis le premier moment où il se forme un peu de chyle chez l'enfant qui vient de naître.

Il n'y avait pas de chyle chez le fœtus, il n'y avait que du sang, celui de sa mère. Lorsque l'enfant a sucé sa première gorgée de lait, et qu'il a élaboré son premier chyle, celui-ci trouve la veine sous-clavière pleine de sang, et son mélange avec ce dernier liquide se fait dès ce moment très facilement.

Supposons que le sang veineux soit comme 1,000, et que, à chaque instant, il arrive du chyle comme 1; 1,000 restera ce qu'il était, parce que 1 est trop peu de chose pour le faire changer de nature, tandis que 1 se confondra en 1000. Voilà comment, de la manière la plus simple, le chyle se trouve changé en sang. Quel rôle les ganglions mésentériques jouent-ils dans la chylose? Opèrent-ils, comme on l'a dit, un mélange plus intime des éléments du chyle un fluide destiné à le rendre plus liquide, ou, enfin, lui enlèvent-ils quelques-uns de ses éléments pour le purifier?.....

Défécation. — Le passage des matières dans le gros intestin a lieu par la contraction de la portion inférieure de l'iléon, contraction qui se répète à des intervalles plus ou moins éloignés. Les matières commencent par s'accumuler dans le cœcum, et passent ensuite dans le colon, puis dans le rectum où elles s'amassent quelquefois en quantité très considérable. Leur reflux du cœcum dans l'iléon est empêché par la valvule iléo-cœcale. Quand le résidu des substances alimentaires est arrivé dans le gros intestin, il prend le nom de matières fécales ou stercorales, de fèces, d'excréments.

Le résidu alimentaire, dans le gros intestin, s'épaissit, se force en couleur, fermente de plus en plus, et acquiert l'odeur fétide particulière aux excréments. Ces changements constituent ce qu'on appelait la fécation. L'épaississement des matières était nécessaire ; liquides, elles auraient parcouru trop promptement le gros intestin.

Celui-ci est donc autre chose qu'un réservoir ; il agit sur les matières, et c'est par l'absorption soit active, car les matières sont beaucoup plus consistantes dans le gros intestin que dans le grêle. La disposition celluleuse du gros intestin a pour résultat de ralentir la marche des matières.

La défécation, expulsion des matières fécales, est soumise à la volonté, et il le fallait bien.

Toutefois elle ne lui est soumise que dans certaines limites. Chacun sait qu'après un certain temps de contrainte, il serait impossible de retenir les excréments. Une sensation intense nous prévient du besoin d'aller à la selle.

L'impression, qui est le point de départ de cette sensation, a lieu dans les nerfs du rectum, qui, pour cela, reçoit des filets nerveux de la moelle épinière, laquelle sert d'intermédiaire entre l'intestin et le cerveau. Celui-ci, averti, ordonne, si l'on peut s'exprimer ainsi, les dispositions nécessaires à l'évacuation. Le corps est mis dans une disposition convenable.

On fait une aspiration de manière à ce que le diaphgrame pousse en bas le paquet des intestins; en même temps on contracte les muscles abdominaux : les fibres musculaires épaisses du rectum se contractent aussi : le muscle sphincter se relâche, et les matières sont expulsées.

Il se forme des gaz dans l'estomac, pendant la chymication.

Ces gaz étant facilement expulsés, il est rare que l'on en trouve dans l'estomac. M. Magendie est parvenu à s'en procurer une fois sur un supplicié et voici quelle composition M. Chevreuil leur a trouvée :

Oxygène.	11.00
Acide carbonique. . .	14.00
Hydrogène pur . . .	5.55
Azote.	71.45
Total. . . .	100.00

De ce qu'il est rare de trouver des gaz dans l'estomac de l'homme et du chien, M. Magendie conclut, contre Chaussier, qu'il n'est pas exact qu'à chaque bouchée il y ait de l'air poussé dans l'estomac par le bol alimentaire. Mais cette raison n'est pas suffisante, puisque les gaz de l'estomac sont successivement expulsés. Nous ne voulons pas dire qu'il y ait de l'air avalé à chaque bouchée par le mécanisme qu'indiquait Chaussier, mais, ce qui prouve qu'il y a de l'air dans l'estomac, c'est que le gaz analysé par M. Chevreuil contenait de l'oxygène. Dans les gaz renfermés dans l'intestin grêle, au contraire, et dans le gros intestin, on ne trouve pas trace d'oxygène. Pourquoi? parce que là les gaz sont le résultat pur et simple de la fermentation tandis que dans l'estomac à ceux qui résultent de la fermentation se mêle l'air entraîné par la salive qui le tient en suspension. Dira-t-on qu'alors les gaz intestinaux devraient aussi présenter de l'oxygène? Mais non, puisque les gaz de l'estomac sont chassés au dehors par la bouche, de sorte que l'air entraîné par la salive ne passe pas dans l'intestin. (Dr Marchal.)

8

XV

ÉRUCTATION OU RENVOI. — RAPPORTS. — AIGREURS.
— PITUITE. — RÉGURGITATION. — RUMINATION
OU MÉRYCISME. — VOMISSEMENTS. — VENTS.

L'éructation ou le renvoi est l'expulsion
par la bouche des gaz contenus dans l'estomac. Cette définition ne s'applique pas,
comme on voit à cette espèce d'éructation par
laquelle on avale un peu d'air, qui n'arrive
pas jusqu'à l'estomac, et que l'on chasse aussitôt avec bruit par la bouche. L'éructation
répétée est le signe d'une digestion stomacale
laborieuse. Les renvois sont volontaires ou
involontaires. Il arrive quelquefois que, se
sentant l'estomac distendu on éructe volon-
tairement. Si, dans certains cas, il n'a pas

dépendu de la volonté que le renvoi n'eut pas lieu, généralement il est possible de le réprimer ou du moins de le diriger de manière à ce qu'il s'échappe par les fosses nasales; alors il ne fait pas de bruit. La bienséance, en France du moins, veut que l'on dissimule l'éructation. Il n'en est pas de même en Espagne, où les gens de la meilleure compagnie ne se font pas scrupule d'éructer bruyamment.

Le rapport ne diffère de l'éructation qu'en ce que le gaz sort avec de la vapeur ou un peu de liquide. Les aigreurs sont tout simplement des rapports acides, dus sans nul doute à l'arrivée dans la bouche d'une petite quantité de suc gastrique.

La pituite consiste dans le rejet, qui a lieu ordinairement le matin, de deux ou trois gorgées de suc gastrique, mêlé à un peu de bile, qui a reflué du duodéum. Elle indique un état d'irritation chronique de la muqueuse de l'estomac et le plus souvent l'usage ou même l'abus des alcooliques.

La régurgitation est une éructation de liqui.

des ou de parcelles d'aliments solides. Ce phénomène est fréquent chez les enfants à la mamelle. Quand l'estomac est trop distendu par une trop grande quantité d'aliments, la simple pression abdominale, celle du diaphragme surtout s'il est fortement abaissé, comme lorsqu'on va à la selle, déterminent la régurgitation. Quelques personnes peuvent régurgiter à volonté.

La rumination ou mérycisme, a été plusieurs fois observée chez l'homme. Nous lisions dernièrement dans un journal de médecine l'histoire d'un prêtre qui, après son repas, sentait ses aliments lui revenir à la bouche; il se mettait alors dans un coin et les remâchait à mesure, par un mouvement presque inapercevable, de sorte que son infirmité pouvait n'être pas reconnue. Cela durait une heure environ. Comme on voit c'était absolument le même phénomène que chez les animaux ruminants.

La nausée est le phénomène qui précède et annonce le vomissement. Il est peu de personnes qui ne l'aient éprouvée.

Le vomissement est un phénomène très important que nous ne pouvons ici qu'indiquer.

Son histoire complète demanderait des développements très étendus. M. Magendie l'attribuerait à la contraction du diaphragme et des muscles abdominaux ; l'estomac n'y contribuerait que très peu ou même pas. « Jamais, dit le savant physiologiste, je n'ai vu l'estomac se contracter dans l'instant du vomissement. » Mais nous croyons que si effectivement les muscles indiqués, plus énergiques, contribuent plus puissamment que l'estomac à l'acte du vomissement, l'estomac n'agit pas moins de toute la force de ses contractions. Il y a des expériences qui prouvent et des expériences qui ne prouvent rien.

Comment se ferait-il que l'estomac qui sent le besoin de vomir, et qui appelle à lui les puissances qui l'entourent demeurât inactif ? Gaz intestinaux. Il y a des personnes qui n'en ont jamais et d'autres qui en ont toujours. Leur expulsion est volontaire ou invo-

lontaire, bruyante ou silencieuse. On a pu
dire que les poètes y étaient particulièrement sujets, le génie étant souvent réduit à
se nourrir de farineux. On raconte à ce sujet
une anecdote piquante. Un poète espagnol
faisait visite à une grande dame ; dans le feu
de la conversation, il lui arriva un accident.
Le malheureux chercha aussitôt à reproduire
le même bruit avec sa chaise sur le parquet.
Mais la dame lui dit en souriant : « Hélas !
seigneur poète, ne prenez pas tant de peine,
vous ne trouverez pas la rime. » Ce mot est
si spirituel, qu'à nos risques et périls nous
avons voulu le rapporter. Il faut se défier des
mouvements brusques, mais surtout de l'éter-
nuement et des éclats de rire : il arrive trop
souvent que l'on produit deux bruits à la fois.
Aussi lorsque quelque chose prête à rire
dans un salon, voit-on les personnes qui ont
sujet de se défier de leurs sphincter, se tortil-
ler sur leurs chaises, rapprocher les mem-
bres inférieurs l'un contre l'autre, et se sou-
lever légèrement, afin de permettre aux
muscles fessiers de se contracter, et par là
de prêter assistance au sphincter, trop facile
à vaincre s'il était seul contre le diaphragme

et les muscles abdominaux. Lorsqu'une cause quelconque vient à suspendre momentanément l'action cérébrale sur le sphincter, ce muscle se relâche, et s'il y a des gaz dans le rectum, ils sortent. Ainsi, une dame tombe sur le pavé verglacé, et c'est le siège qui porte ; il y a un petit ébranlement du cerveau ; nous accourons, et, au moment où nous soulevons cette jeune dame, nous entendons à plusieurs reprises des gaz s'échapper du rectum.

On connaît l'effet de la peur sur le sphincter. Il y a un proverbe bien connu où il s'agit de culotte, et qui exprime cet effet. On sait que, au moment de la mort, ou quelques heures après, souvent le cadavre se vide. Cela tient à ce que le sphincter est relâché, tandis que la contraction intestinale, se continuant pendant quelque temps encore pousse les matières vers l'anus. Voici un fait, dit le Dr Marchal, que nous tenons d'un vénérable ami, ancien régisseur général des hôpitaux et ambulances de la grande armée. Dans la campagne de Russie, des soldats avaient été tués sur une redoute et dépouillés par l'ennemi ;

lorsqu'il les vit, en revenant, plusieurs d'entre eux étaient encore accrochés par les mains aux pierres de la redoute, et avaient hors de l'anus des matières solidifiées par le froid.

XVI

CE QUE NOUS MANGEONS

S'il faut en croire un calculateur infatigable, un homme, arrivé à l'âge de soixante-dix ans, aurait absorbé, depuis sa naissance, plus de vingt wagons de nourriture, un train entier !

En comptant seulement quatre tonnes par wagons, cela fait 80,000 kilos, ce qui donne, pour un total de 25,550 jours d'existence, une consommation moyenne d'environ 3 kilos 200 grammes par jonr.

Cette consommation quotidienne, variable elle-même, est estimée à 2 kilos 1/2 pendant l'enfance et la vieillesse, et à 3 kilos 1/2 ou 4 kilos pendant l'âge mûr.

Ces chiffres ne sont pas exagérés, car les statistiques médicales constatent que la nourriture quotidienne liquide et solide des soldats, des marins et des ouvriers dépasse en moyenne 4 kilos et demi.

Et on ne parle pas ici des gens qui montrent quelque appétit. Il n'est question que de mangeurs ordinaires.

XVII

RICHESSE EN AZOTE ET EN CARBONE DES PRINCIPAUX
ALIMENTS

L'alimentation doit avoir pour but de réparer les pertes journalières qui, pour l'homme, s'élèvent en moyenne à 20 gr. d'azote et 300 gr. de carbone.

Autant que possible les matières azotées, l'amidon et les corps gras seront pris dans des proportions déterminées. Suivant Moleschots : matières azotées 1, amidon 3,47, corps gras 0,45.

La ration alimentaire d'un individu peut être fixée d'après la règle suivante : il faut par jour et par kilogramme de poids du corps, environ 0 gr. 25 d'azote et 6 gr. de carbone.

	Azote 0/0	Carbone 0/0
Bœuf rôti	3.54	17.76
Foie de veau	3.09	15.68
Foie gras (d'oie)	2.12	65.58
Rognons de mouton	2.66	12.13
Morue salée	5.02	15.00
Raie	3.83	12.55
Maquereau	3.74	19.26
Carpe	3.59	12.10
Harengs salés	3.11	23.00
Homard	2.93	10.96
Goujon	2.77	13.50
Merlan	2.41	9.00
Huître	2.13	7.18
Saumon	2.09	16.00
Anguille	2.00	30.05
Sole	1.91	12.25
Harengs frais	1.83	21.00
Moules	1.80	9.00
Œufs	1.90	13.50
Fromage de Gruyère	5.00	38.00
— de Roquefort	4.21	44.44
— de Brie	2.94	35.00

	Azote 0/0	Carbone 0/0
Chocolat. . . . . , .	1.52	58.00
Lait de vache.	0.66	8.00
Pain blanc . . . . . . , . . .	1.08	29.50
Pommes de terre.	0.33	11.00
Fèves	4.50	42.00
Haricots secs.	3.92	43.00
Lentilles	3.87	43.00
Carottes	0.31	5.50
Champignons de couche. .	0.60	4.52
Lard	1.28	71.14
Beurre.	0.64	83.00
Infusion de café (100 gr). .	1.10	9.00
— de thé — . .	1.00	10.50

FIN

TABLE DES MATIÈRES

LE MÉDECIN POPULAIRE

60 centimes le volume.

---

16. *Nos oreilles.*
17. *Maladies de la peau.*
18. *Poisons et contrepoisons.*
19. *Les microbes.*
20. *Les exercices physiques.*
21. *L'électricité médicale.*
22. *Les vertus des plantes.*
23. *Le chaud et le froid.*
24. *La médecine antiseptique.*
25. *Les bains de mer.*

Il paraît un volume par semaine depuis le 1er Novembre 1893. Chaque volume se vend séparément **60 centimes**, *franco* par poste **75 centimes**.

Au-dessus de **6**, les volumes sont envoyés *franco* en gare, le port est à la charge de l'éditeur.

IMPRIMERIE DE POISSY. — B. LEJAY ET Cⁱᵉ.

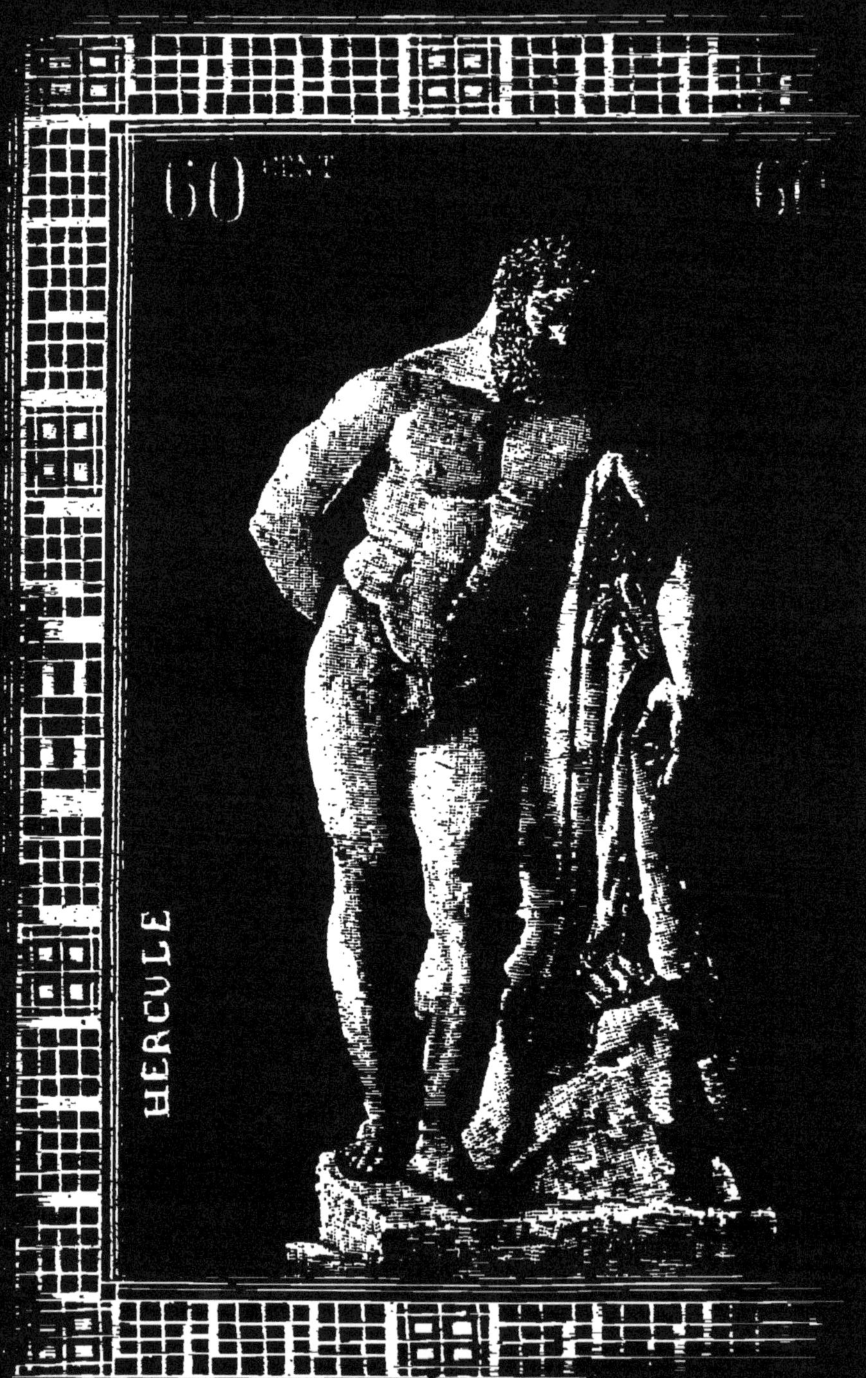
60 CENT
60
HERCULE